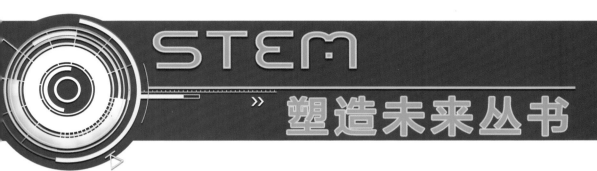

医学发现

[美] 比阿特丽斯·卡瓦诺　著

李婷婷　徐婧　译

U0263273

SPM 南方出版传媒

广东科技出版社 | 全国优秀出版社

· 广 州 ·

图书在版编目（CIP）数据

医学发现/（美）比阿特丽斯·卡瓦诺著；李婷婷，徐婧译. —广州：广东科技出版社，2020.10

（STEM塑造未来丛书）

书名原文：Medical Discoveries

ISBN 978-7-5359-7496-9

Ⅰ.①医… Ⅱ.①比…②李…③徐… Ⅲ.①医学—技术发展—世界 Ⅳ.R-11

中国版本图书馆CIP数据核字（2020）第103951号

广东省版权局著作权合同登记

图字：19-2019-040号

医学发现

出 版 人：朱文清

责任编辑：刘俊平

封面设计：钟　清

责任校对：于强强

责任印制：林记松

出版发行：广东科技出版社

　　　　　（广州市环市东路水荫路 11 号　邮政编码：510075）

销售热线：020-37592148 / 37607413

http://www.gdstp.com.cn

E-mail：gdkjzbb@gdstp.com.cn

经　　销：广东新华发行集团股份有限公司

排　　版：创溢文化

印　　刷：广州一龙印刷有限公司

　　　　　（广州市增城区荔新九路 43 号 1 幢自编 101 房　邮政编码：511340）

规　　格：787mm×1 092mm　1/16　印张 4.75　字数 95 千

版　　次：2020 年 10 月第 1 版

　　　　　2020 年 10 月第 1 次印刷

定　　价：39.80 元

如发现因印装质量问题影响阅读，请与广东科技出版社印制室联系调换（电话：020-37607272）。

目录 | CONTENTS

栏目说明

 关键词汇：本书已对这些词语作出简单易懂的解释，能够帮助读者扩充专业词汇储备，增进对于书本内容的理解。

 知识窗：正文周围的附加内容是为了提供更多的相关信息，可以帮助读者积累知识，洞见真意，探索各种可能性，全方位开拓读者视野。

 进阶阅读：这些内容有助于开拓读者的知识面，提升读者阅读和理解相关领域知识的能力。

 章末思考：这些问题能促使读者更仔细地回顾之前的内容，有助于读者更深入地理解本书。

 教育视频：读者可通过扫描二维码观看视频，从而获取更多富有教育意义的补充信息。视频包含新闻报道、历史瞬间、演讲评论及其他精彩内容。

 研究项目：无论哪一个章节，读者都能够获取进一步了解相关知识的途径。文中提供了关于深入研究分析项目的建议。

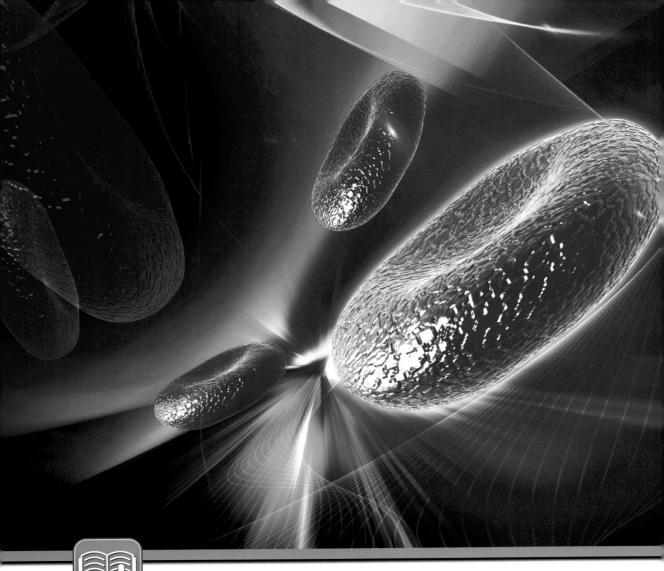

关键词汇

道德 —— 涉及行为对错的问题。

接种疫苗 —— 将已经处理的无害的微生物注入人类或家养动物体内，其目的是增强免疫力。

副作用 —— 一种药物或化学物质在带来期望效果的同时产生的有害和多余的影响。

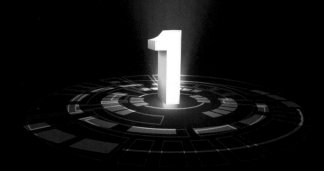

第一章　医疗保健

当我们生病或受伤时，我们期望照顾我们的人能尽其所能让我们情况好转。随着医学科学的发展，治疗方案变得更多样、更先进、更有效，但同样现代医学也会带来一系列新问题。

治疗疾病的新方法通常复杂而且价格高昂。除了担心医疗保健成本上涨之外，医疗干预的发展使人们提出了一些道德问题——做出医疗干预的选择是对还是错？还有一些患者不想接受医生建议的治疗方法，或者他们根本就不想接受治疗。我们能允许医疗专业人员做些什么？

在本书中，我们将了解治疗患者的多种方式，并考虑一些医疗干预所产生的问题。话题很复杂，甚至这些问题可能并没有"正确"的答案，但是如果想了解医疗保健的未来，拥有对该问题的话语权，那么这些话题就非常重要。

现代医学是一门复杂的科学，不仅仅涉及医生和护士。研究人员和实验室技术人员也在开发新药和拯救生命的过程中扮演着重要角色。

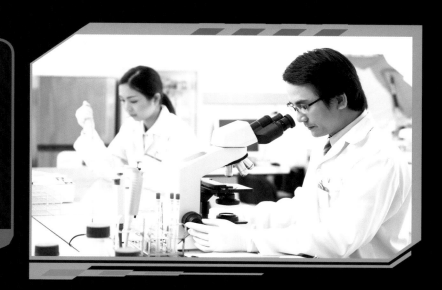

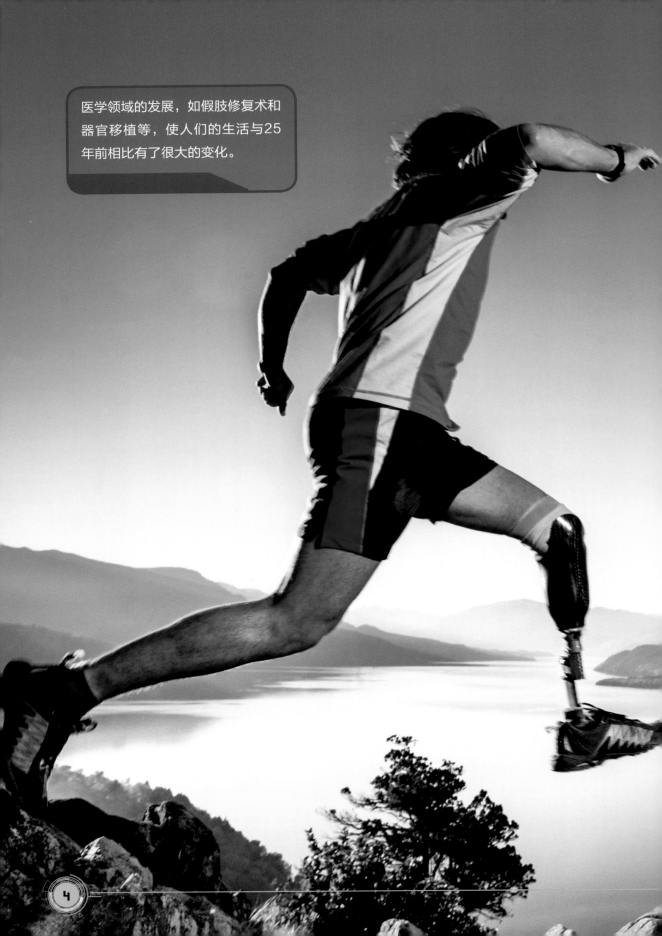

医学领域的发展，如假肢修复术和器官移植等，使人们的生活与25年前相比有了很大的变化。

本书不会告诉你该思考什么，但它会为你提供一些科学背景，列出不同的观点和想法供你参考，然后你可以思考并讨论这些问题，形成自己的观点，并表达自己的独到见解。

研究进展

医学研究人员不断寻求新方法来治疗疾病、护理患者，并帮助人们获得健康、长寿。我们现在可以治愈以前不能治愈的疾病，减轻身体疼痛，并使用微小机器部件甚至是死亡人员的某些身体部位来替换不健康的部位。我们可以克服重重困难，让重病患者维持生命，那么问题就来了——我们是否应该不惜一切代价延长生命？

医学发现是辛勤工作和明智决策的产物，科学家花费大量时间和金钱研究疾病并开发新的治疗方法，与其他医疗保健领域一样，医学研究存在许多有争议的问题，比如一些研究会使用尸体、动物或尚未发育成婴儿的受精卵等作为实验材料。那么将这些资源用于研究是否合适？

已开发的治疗方法会在动物和人身上进行很长时间的测试，但有些人反对这些过程。我们如何确定哪些步骤是可以接受的？大多数新的治疗方法和医疗设备都是由商业企业开发的。这些公司需要从中获利，否则他们将无法有经费资助新的研究。许多医疗公司其实非常富有——这是否意味着他们定价太高？我们可以做出哪些努力，使得无法负担高昂治疗费用的人们也能有机会接受治疗——例如发展中国家的患者？

政府在医疗保健方面的作用

政府在医疗保健方面发挥着重要作用，除了向医疗服务领域拨款及教育人们养成健康的生活习惯之外，他们还对社会中影响我们健康的其他因素负责。这些因素包括农业和食品加工方法、交通管制、污染和其他环境问题等。

许多人担心健康问题可能是由铅、燃料里的其他有毒物质、农作物杀虫剂、喂养农场动物的抗生素、转基因食品、移动电话的信号发射器、长途航空旅行，甚至住在电线杆附近等因素造成的。我们可以控制其中的某一些因素，如住在更安全的地方或不吸烟，但是作为个人，很多因素我们无法控制，这就需要政府代表我们采取行动。

公民和医疗保健

你为什么会担心医疗保健问题？如果你没有生病，你的家人没有健康问题，这个问题对你来说似乎并不重要；但是，我们大多数人在生活中的某个时刻都会需要医疗救助，并且需要保证整个社会的健康水平符合大多数人的利益。医疗保健不只是我们生病时才需要考虑的问题，我们的生活方式会影响我们自己和他人的健康。因此，我们每个人都可以为全球医疗保健事业做出贡献。

在生活中的许多领域，我们必须平衡不同人群的需求，医疗保健涉及各种各样的问题。等量的金钱，用于延长一个人的生命和缓解许多人的痛苦，哪个更好？我们是否应该强制人们**接种疫苗**以预防疾病，从而保护公众，还是每个人都可以自由地选择是否接种疫苗？那些自己造成自己健康问题的人是否应该和无辜患病的人一样获得免费治疗？

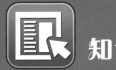
知识窗

法律、医学和飞行

通常，只有当人们开始感到身体痛苦难受时，健康风险才会凸显，然后医疗问题转变为法律问题。一些患有血栓的飞机乘客认为，他们的身体感到难受是由于长时间坐在空间狭小的飞机座位上造成的，他们为此起诉航空公司。一些已去世的乘客的亲属也试图获得赔偿。在飞行期间，如果乘客有机会在舱内活动，那么指责航空公司是否公平？

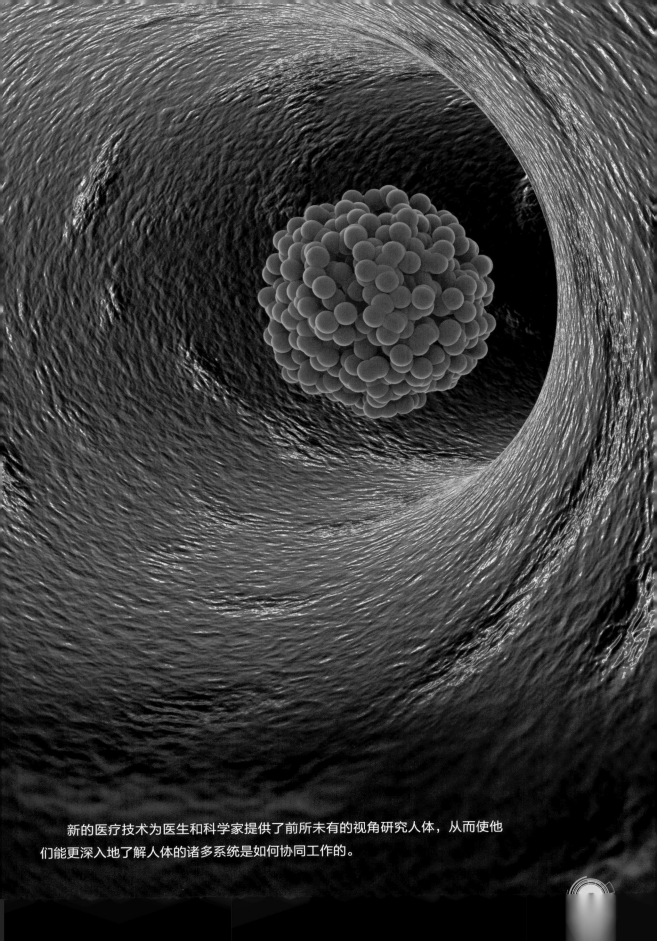

新的医疗技术为医生和科学家提供了前所未有的视角研究人体，从而使他们能更深入地了解人体的诸多系统是如何协同工作的。

全球视角

　　有些人的生活条件非常恶劣，从长远来看他们没有健康生活的机会。这是地方政府的责任还是国际社会的责任？在发展中国家，健康和医疗保健标准低于发达国家，数百万人因饥饿、受污染的水源及可治愈或预防的疾病而死亡。此外，人们还会因战争和自然灾害而遭受健康问题。谁应该对发展中国家的医疗保健问题负责？

　　我们做出的一些选择可能会影响远在异国他乡的人们的幸福和健康。例如，发展中国家的许多人都在恶劣的条件下工作，生产销往发达国家的商品，而这些工作条件对许多人造成了健康问题。我们应该为生产商品的苦难劳动者提供医疗保健，还是一开始就选择不购买这些商品？作为全球公民和消费者，我们具有影响他人的能力——我们可以选择购买与否，以及购买什么。

刚果民主共和国，一名来自联合国的医生正在为妇女和儿童接种破伤风疫苗。在非洲的许多地方，食物和干净饮用水的缺乏导致疾病的大肆蔓延。

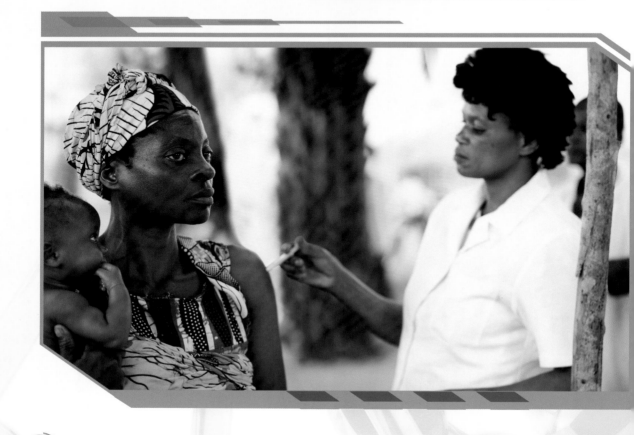

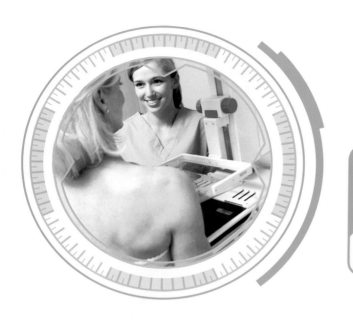

免费筛查意味着患乳腺癌的女性将会减少，但许多女性却不愿接受免费筛查。是否应该对所有适龄女性强制进行这种筛查？

做出改变

科学的许多发展可能存在永远不为人知的危险，某些类型的药物或治疗方法可能会产生我们无法想象的后果。过去几年我们目睹了一些医疗灾难，比如输血导致感染艾滋病，又比如新疗法伴随的严重副作用，这些副作用会带来意料之外的后果。我们不能确定我们现在正在尝试的一些技术是否完全安全。存在危险的可能性是否意味着我们不应该尝试某些治疗方法？这又应该由谁决定？

我们都有参与有关世界未来决定的权利，但为了更好地做出改变，我们需要了解那些影响我们所有人的问题。我们需要在阅读和听到的内容中区分事实与观点，并且必须从媒体耸人听闻的报道和公关炒作中梳理出可靠的信息。如果能够做到这一点并在充分了解情况的基础上形成自己的观点，我们将能够在不断变化的医疗保健领域发挥重要作用。

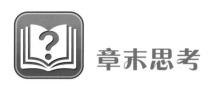 章末思考

1. 医学研究中使用的3种有争议的实验材料是什么？
2. 指出政府可以影响公共健康的3个领域。

 教育视频

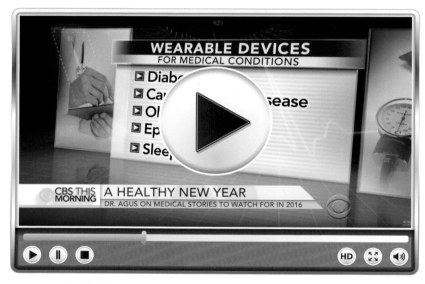

本二维码链接的内容与原版图书一致。为了保证内容符合中国法律的要求，我们已对原链接内容做了规范化处理，以便读者观看。二维码的使用可能会受到第三方网站使用条款的限制。

扫描此处二维码，观看一段关于医疗创新的视频。

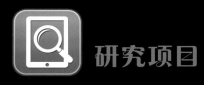

研究项目

通过互联网或学校图书馆来研究"疫苗接种"的课题，并回答以下问题："所有儿童都应该接种已知疾病的疫苗吗？"

有些人认为，政府应该要求所有儿童接种疫苗，尽可能多地消灭疾病以保护公众。当疾病可能造成广泛的严重影响时就不仅仅是个人选择的问题了。如果脊髓灰质炎可以通过接种疫苗永久消除，为什么不这样做呢？

另一些人则认为，强迫人们接种疫苗是错误的，因为这应该是每个个体或每个家庭的选择，可能有一些人的宗教信仰不允许他们接受医疗干预，也有人担心接种疫苗会有副作用。政府无权要求所有儿童接种疫苗。

写一篇两页的报告，使用研究得出的数据来支持你的结论，并向你的家人或朋友做一次展示。

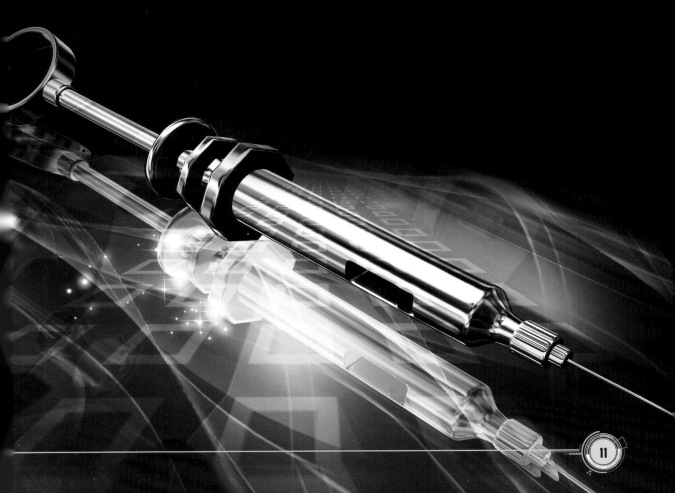

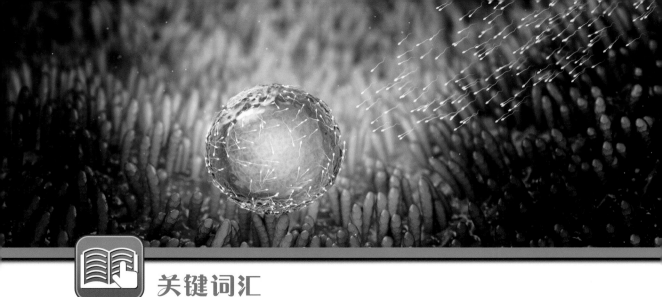

关键词汇

怀孕 —— 妊娠。

胚胎 —— 在出生、孵化等过程之前处于发育早期的人或动物。

体外受精 —— 在实验室培养皿或试管中对卵子进行受精。具体来说，通过将精子与经过手术从卵巢中取出的卵子混合，然后将一个或多个受精卵植入子宫。

基因 —— 细胞的一部分，控制或影响生物外观、生长等。

突变 —— 遗传物质发生相对永久的变化。

基因治疗 —— 一种治疗疾病的方法，通常是用健康基因替代突变基因。

干细胞 —— 体内一种能够发育成各种细胞（如血细胞、皮肤细胞等）的简单细胞。

人工流产 —— 人工或药物方法使胚胎或胎儿死亡，终止妊娠。

胎儿 —— 从受孕后8周到出生这段时期内不断发育的人。

流产 —— 妊娠结束过早，但没有新生儿诞生的情况，特别是发生在妊娠12~28周期间。

诱导 —— 使（某人或某物）做某事。

反对人工流产合法化 —— 反对堕胎，认为未出生的孩子是人。

主张人工流产合法化 —— 支持堕胎，认为孕妇应有权选择堕胎。

受孕 —— 涉及受精或着床或两者兼有的怀孕过程。

同意 —— 同意做或允许某事，即允许某件事发生或完成。

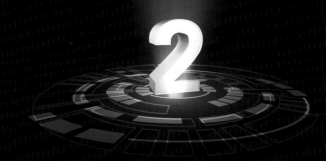

第二章　新生命的问题

人们感触比较深的医疗保健话题就是生育——如何帮助那些不孕不育的人，如何治疗患病的婴儿，以及如何解决受孕困难的问题。

生育治疗

无法自然怀孕的人通常会采取干预疗法帮助其受孕——尽管过程艰难，令人不适或价格昂贵。许多人使用生育药物，这些药物可以增加精子或卵子的数量，或可以增加新生命在子宫内成功发育的概率。

生育治疗还包括从该女性或其他女性（卵子捐献者）的卵巢中取出卵子以进行体外受精，也就是将它与该女性的伴侣或其他男性（精子捐赠者）的精子相结合，再将能够发育成婴儿的胚胎重新植入女性的子宫中。如果胚胎附着在子宫内膜上并继续发育，则受孕成功。这个过程被称为体外受精（IVF）。

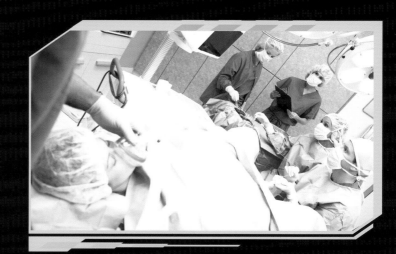

有生育问题的人可能迫切想要孩子，但是所有的生育治疗都合乎道德吗？

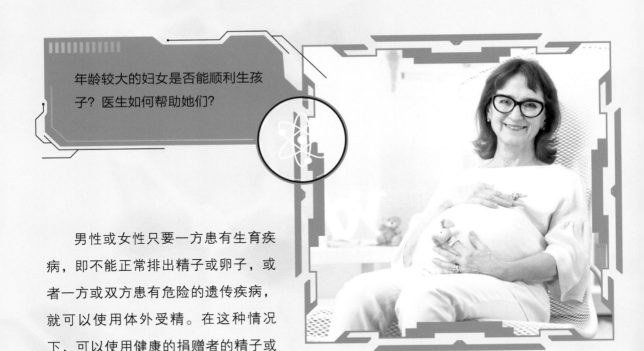

年龄较大的妇女是否能顺利生孩子？医生如何帮助她们？

男性或女性只要一方患有生育疾病，即不能正常排出精子或卵子，或者一方或双方患有危险的遗传疾病，就可以使用体外受精。在这种情况下，可以使用健康的捐赠者的精子或卵子，夫妻也可以选择使用他们自身的精子和卵子，但是需要进行胚胎检测，只有健康的胚胎才能植入子宫中。

生育伦理

有些人认为不应该使用生育药物，更不应该进行体外受精，因为会干扰怀孕和分娩的自然过程。但是禁止这些治疗会让许多极度渴望拥有孩子的人失去成为父母的机会。

有些人认为，多数情况下生育治疗是可以接受的，但在某些特定情况下，则不应该使用生育治疗，比如在女性到达更年期，四五十岁之后，通常不再能够自然怀孕，使用捐赠者的卵子进行体外受精，医生就可以让高龄妇女怀孕生孩子，但也会引发对母亲身体健康的严重影响。

体外受精的受精卵和胚胎

体外受精价格昂贵，并且不是每次都能成功。为了降低额外治疗的费用和减轻痛苦，通常会在启动体外受精计划时，使用多个卵子进行受精。

为了增加成功的机会，通常会将2个或3个胚胎植入女性体内。这意味着体外受精会有更大的概率产生多胞胎——一次孕育不止一个婴儿。因此，进行体外受精的夫妇通常比自然怀孕的夫妇更有可能孕育双胞胎或三胞胎。

并不是所有体外受精的胚胎都会被植入女性体内。多余的胚胎会被冷冻起来，以便以后使用，以防第一次治疗没有成功，或者该对夫妇想要更多的孩子。通常，这些胚胎是用不上的。一些"剩余"的胚胎会被破坏，而另一些则可以用于医学研究。

当一对夫妇没有将储备的全部胚胎用完时，可能会产生一些难题。近年出现了一些争议，有的是因为一对夫妇离婚后，一方想用胚胎来孕育婴儿又或破坏多余的胚胎，而另一方不同意；有的是因为一些人质疑破坏胚胎是否意味着杀害一条生命。

预测遗传性疾病

基因是一种化学"指令"，决定了我们的个体特征。有些疾病是通过家族基因遗传的，患有遗传性疾病的人过去常常面临艰难的抉择：他们是应该尽量避免生孩子，还是应该碰碰运气，希望他们的孩子不会遗传这种疾病？遗传性疾病由父母传递给孩子的方式及其对健康和幸福的影响差异很大。但现在有很多方法可以预测遗传性疾病，提前发现它们并进行治疗。

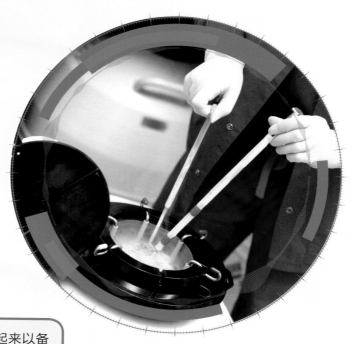

多余的体外受精胚胎会被冷冻起来以备将来使用。如果父母以后不再需要它们，应该由谁决定怎么处理它们？

知识窗

囊性纤维化的基因治疗

大约每2 000个孩子就有1个患有囊性纤维化（CF）。致病基因已被确定可以对身体发出指令，使之分泌天然黏液以保护肺内部。但是突变基因分泌的黏液比正常的更黏稠，从而阻塞肺部，引起咳嗽、感染和许多其他健康问题。

一对夫妇可以通过CF基因测试，在怀孕之前确定是否其中的一方或双方具有导致CF的异常基因。如果他们都有隐性的CF基因，则他们的后代患有CF的概率是1/4。带有CF基因的夫妇可以选择对母亲的卵子进行基因测试，也可以在怀孕期间进行测试或使用他人捐赠的不携带CF基因的精子或卵子，又或者，如果他们不想知道结果，可以不进行测试。

如果父母发现孩子患有CF，其中一种治疗方法是基因治疗，是通过基因工程病毒之类的"传播媒介"等途径向肺细胞中添加正常的黏液生产基因。然而事实证明，成功治疗有一定难度：新基因能进入一些肺细胞内并使这些肺细胞存活一段时间，但最终这些健康肺细胞会损耗并死亡。它们被携带突变基因的肺细胞取代，问题又会重现。

有时遗传性疾病可以被专家预测出来。基因成对出现，有可能一对基因中只有一个基因发生突变或变异，而另一个基因保持正常。如果不进行检测，父母可能不知道自己"携带"了会传递给婴儿的突变基因。如果父母家庭中已经有人患上遗传性疾病，也就能够确定他们的孩子也会患病的可能性。这可以用简单的术语准确地表述，如"3/4"的风险。如果父母只有一方患有这种疾病，或者患病的只是亲戚，如兄弟或阿姨，而不是父母，则风险可能会较小。有时基因顾问会建议父母去检测血样或身体其他部位。

遗传性疾病的治疗

当婴儿还在子宫内时，一些遗传性疾病就可以被检测到，甚至可以对其进行治疗。另外一些遗传性疾病可以在婴儿出生后，通过外科手术或药物进行治疗。我们当然是希望婴儿能拥有正常的生活，但在某些情况下这种长期前景不太乐观。某些疾病不仅会影响婴儿的健康成长，而且会影响其学校教育和家庭生活的方方面面。

如果一对夫妇知道他们可能会给下一代遗传疾病，而他们想生育孩子，就需要考虑风险和治愈的概率。也许他们想要孩子的愿望非常强烈，使得他们下决心去生孩子，不管孩子是否有遗传性疾病，也愿意照顾自己的孩子。他们也可能考虑不生育，而是领养一个婴儿，或使用没有基因突变的捐赠者所捐赠的精子或卵子进行体外受精。

基因治疗

基因存在于每一个细胞中。如果原始的卵细胞中存在基因突变，那么每个细胞的基因都会发生同样的变化。科学家正在致力于用一种叫作基因治疗的新方法来纠正这些突变。

几乎身体的每一个部位，每天都会产生数以百万计的新细胞来代替那些损耗并死亡的细胞。如果患有遗传性疾病，那么几乎所有细胞都会有相同的突变。基因治疗的目的是通过把突变基因替换为正常基因，或者在体外受精时加入不含突变基因的新细胞来进行纠正。然而，"修复"一个基因却可能对其他基因产生未知的影响，最终对发育中的婴儿所产生的影响也是难以预测的。治愈一种遗传性疾病的同时有可能会引发另一种疾病，这使基因治疗具有很大的风险。

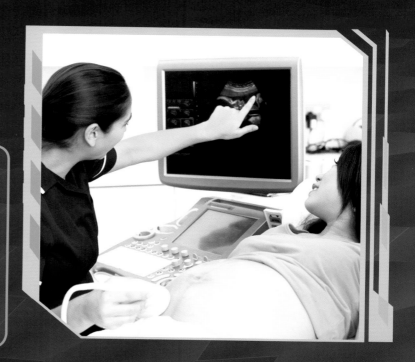

超声波检查可以提供未出生胎儿的图像，医护人员可以用来检查是否为多胞胎及是否存在肢体缺陷或内脏器官缺失等生理问题。

干细胞

解决遗传性疾病的一个方法是在婴儿出生前进行治疗，那时身体的许多细胞尚未明确分化，这些未分化的细胞被称为**干细胞**。当新生命还是一个胚胎时，干细胞就已产生，并能够发育成任何组织和器官，包括皮肤、骨骼、血液、肌肉等。它们可能被用来为皮肤移植和骨髓移植提供组织。人们更倾向采用基因工程技术，使致病基因得以"修复"。这些基因可以传递到由干细胞分化的所有细胞中，有时长达数年甚至终生。

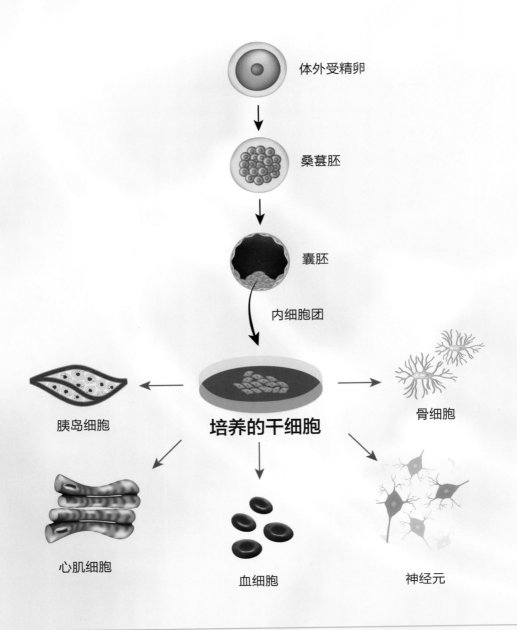

体外受精卵

桑葚胚

囊胚

内细胞团

胰岛细胞

培养的干细胞

骨细胞

心肌细胞

血细胞

神经元

然而，这种治疗方法意味着需要检测子宫中非常小的胎儿，这会带来极大风险和各种问题，因此迄今为止，许多遗传性疾病研究的进展十分缓慢，结果令人失望。

选择性状

了解遗传学可以让我们有机会选择我们想要的孩子。我们的选择可以不限于让孩子免于残疾或致命性疾病。有些人可能会寻求其他影响较小的性状。这与选择孩子拥有一双蓝眼睛或更有运动天赋无异。有些人认为以这种方式干预自然是错误的；但另一些人则认为，在更极端的情况下，如果有机会预防疾病却不作为是错误的。

艰难的决定

当子宫里的胎儿还很小的时候，就可以检测出一些严重的遗传性疾病，如脊柱裂，它表现为脊髓和大脑的神经不能正常形成。如果检测到脊柱裂，一些父母可能会考虑终止妊娠，也就是所谓的**人工流产**。但是一些父母可能仍然保留孩子，并为孩子提供额外的照顾。即使他们没有"正常"的生活，一家人仍然可以像很多家庭一样相亲相爱，一起生活。

在这个问题上，大家的看法差异很大。一些国家将人工流产作为医疗制度的一部分，而另一些国家则禁止在子宫内终止生命。有些人认为这是使孩子及其家庭免受痛苦的一种方式；另一些人，尤其是有宗教信仰的人，相信每个人都有自己独特的苦难，有的人苦难深重，但每个人都有生命权，在大多数情况下，母亲可以对自己的身体做任何决定，但关乎他人生死的决定，包括她体内的孩子，母亲没有选择的权利。

胚胎干细胞可以发育成婴儿，也可以用于其他目的，如发育成新的组织和器官。如今，人们对能否使用在体外受精中获得的"备用"胚胎存在争议——胚胎可以发育为人类，并被用于基因研究。

流产的定义

流产是由于母亲子宫内胚胎（发育不到8周龄的生命）或胎儿（8周龄及更大的生命）死亡而结束的妊娠。自然发生的流产，被称为自然流产。流产也可以通过医疗手段或非法手段诱导（非自然因素造成的）造成。

人工流产的问题

2008年，美国研究生育健康和政策的非营利机构古特马赫研究所的报告表明，估计每年全球有4 380万件人工流产案例，相比于估计的每年有1.314亿新生儿，比率是每3个活产儿中就有1个流产。世界卫生组织（WHO）报道称，每年全世界有2 160万名女性经历不安全的、通常是非法的人工流产，这当中有86%来自发展中国家。

人工流产是一个争议性很强的话题，即便在人工流产合法的国家，人们对这种做法的看法也有分歧。例如，一些反对人工流产合法化的团体认为生命始于受孕，因此人工流产是谋杀的一种形式；而另一方面，主张人工流产合法化的团体认为，怀孕妇女选择是否人

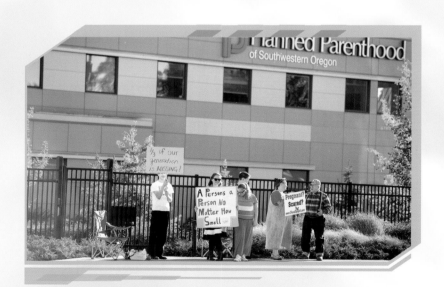

有些人认为，应该不惜一切代价保护生命，绝不允许人工流产；另一些人则认为，每个女人都拥有身体自主权——包括选择结束不健康的或不想要的妊娠的权利。

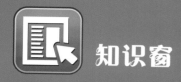

知识窗

全球人工流产统计

2008年的统计结果显示，每年估计有2 220万例合法人工流产和2 160万例非法、不安全人工流产，全球平均每个月人工流产案例约为365万例。在1995年至2008年，世界范围内发生在发展中国家的人工流产比例从78%上升到86%，部分原因是在这一时期，发展中国家女性的比例有所增加。

工流产的权利应该得到尊重。谁应该有最终的决定权：社会、医生，还是女性自己？未出生的胎儿的生命权是最重要的因素吗？

20世纪人工流产状况的改变

虽然在1973年以前，美国的法律立场是反对人工流产，但无论穷困还是富有，妇女们冒着违法的风险进行人工流产的尝试从未停止，数千人由于恶劣的卫生条件和危险的人工流产方法严重受伤甚至死亡。

在20世纪50年代至60年代，女权运动的兴起将关于人工流产问题的争论推向了最前沿。赞成人工流产的团体游说各国政府放宽有关人工流产的法律。民权和反战运动也影响着女性，鼓舞了她们更积极地为自己的权利而战。

1967年，美国的科罗拉多州和加利福尼亚州颁布了将人工流产合法化的法律，其医学理由非常广泛。1970年，美国纽约州通过了第一部关于人工流产的法律，允许怀孕前24周可以在有需要的情况下进行人工流产。然而，由于其他州的妇女仍受法律限制，非法人工流产仍然很普遍。

罗伊的起诉

1969年，怀孕了的得克萨斯州居民诺玛·麦科维化名为珍妮·罗伊，起诉得克萨斯州的人工流产法律不符合联邦宪法。当时的得克萨斯州法律规定，妇女终止妊娠是一种犯罪行为，除非医生出于挽救母亲生命的考虑而建议采取的人工流产。被告是县检察官亨利·韦德。

1973年1月22日，美国最高法院以7：2的多数意见裁定：得克萨斯州法律侵犯了宪法第十四修正案中所保护的个人隐私权，构成违宪。这项裁决宣称：隐私权包括妇女在怀孕期间选择人工流产的权利，但需与本州的两项利益——保护妇女的健康和新生命的潜力相平衡。该裁决称，怀孕前3个月，只有孕妇和她的医生有权决定人工流产。在这之后，允许当地法律进行人工流产管制。这项裁决使得46个州的法律发生了变化。

反对人工流产者的反应

罗伊案的裁决让反对人工流产的团体大受刺激，他们开始利用封锁诊所、挑战法律和尝试立法等方式示威。

1976年7月，反对人工流产运动者获得了首场胜利，美国国会通过了《海德修正案》，禁止政府为人工流产者提供医疗补助，除非女性的生命处于危险之中。这一法案通过后，许多州停止资助人工流产，除非医生认为人工流产是必要的。罗伊案虽然在人工流产合法化斗争中起到了重要作用。但事实上诺玛·麦科维自己并没有人工流产，她把孩子生下后交给了别人领养。此后，她改变了对人工流产问题争论的立场，在1997年，她成立名为"不再做罗伊"（Roe No More）的反对人工流产的宣传组织。2003年，诺玛·麦科维向达拉斯地区法院提交了一份议案，想要推翻罗伊判例，并拿出人工流产伤害女性的证据，同时提交了1 000名女性签署的表示后悔人工流产的声明。达拉斯地区法院在第二年驳回了她的议案。

同意治疗

在某些治疗执行过程中，医护人员需要得到同意或许可才能继续进行。截至本书出版，针对人工流产，美国2个州和华盛顿哥伦比亚特区需要18岁以下未成年人本人同意；21个州至少需要得到父母的同意；13个州需要事先通知父母中至少一方；5个州需要父母中的一方收到通知和同意；其他州要么没有相关政策，要么政策尚未实施。

一般来说，除了人工流产，成年人通常自己决定接受什么样的治疗。在医院或诊所，成年人必须签署同意书，表示同意接受治疗，否则就不能进行治疗。但不是所有情况都需要获得同意，例如，如果你发生严重事故后被送往医院，而你或你的亲属不能签署同意书，医院无论如何都会对你进行紧急治疗。

有些人无法提供知情同意书，他们可能有智力障碍或根本不理解问题，也可能失去了知觉而无法沟通，所以他们不能自主同意治疗。当处于这种情况时，可能需要征得他们最亲密的亲属的同意以进行必要的治疗，但在有些情况下，治疗是否有"必要"并不明确。

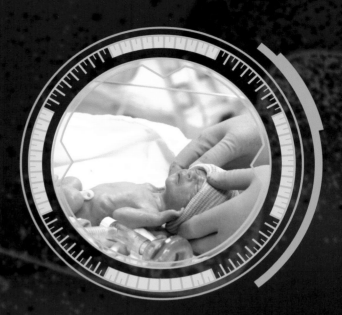

经过精心关爱和照顾，许多早产儿的生命可以被挽救回来，但有些会患有严重残疾或健康状况不佳。

拒绝治疗

有时，人们不想接受能挽救他们生命的治疗，反对的原因可能是出于宗教或伦理道德上的考虑，例如，他们可能认为从死人那里接受器官是错误的；或者，如果身患重病，遭受了很多痛苦，患者也可能会觉得自己受够了，所以宁愿选择死亡。

有些人拒绝治疗的决定在所有人看来都是错的，例如，一位有神经性厌食症的年轻女性不想接受治疗的原因是觉得自己实在太胖了。她对自己身体的认识是扭曲的，虽然知道可能死于饥饿，但她仍会继续拒绝进食。患有精神疾病的人可能也会觉得自己没有问题，选择拒绝治疗，但是最终他们可能免不了遭受痛苦。

现代医学在预防疾病方面已经取得了巨大进展。健康教育鼓励人们经常锻炼，均衡饮食，限制酒精摄入量，不接触烟草和毒品……因此我们比以往更加清楚影响健康的潜在风险。免疫项目在漫长的发展过程中逐渐控制住了一些在过去造成许多人死亡的疾病，如白喉、麻疹和肺结核。天花在全球范围内已经被消灭，小儿麻痹症也几乎被消灭。

有些人担心接种疫苗可能会产生副作用，不让孩子接种某些疾病疫苗。在过去，特别是麻疹、腮腺炎、风疹的联合疫苗（MMR疫苗）会被一些父母拒绝。世界上近百个国家使用过这种疫苗，1998年的一个出版物中将其与孤独症谱系障碍（ASD）联系在一起，后来发现是完全错误的。疾病控制中心引用了多个有效的研究，表明MMR疫苗不会引起ASD，儿童和成年人使用都是安全的。然而，一些家长仍然会有错误认识，担忧MMR疫苗的副作用。

只有在大多数人都接种疫苗的情况下，大规模免疫才能起作用。在引入MMR疫苗之后，美国、加拿大和英国的麻疹疫情就结束了。这些国家死于麻疹的人数从每年10~20人下降为0人。但如果很多人拒绝接种疫苗，该病可能会再次爆发，一些未接种疫苗的儿童可能会因此生病或死亡。

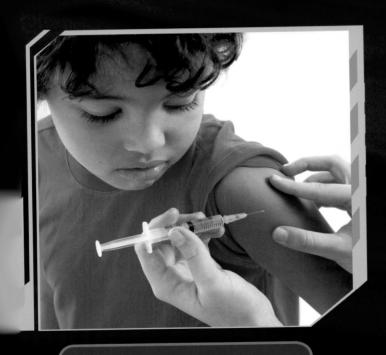

据美国疾病控制和预防中心称，在过去的50年中，免疫项目已经拯救了超过10亿人的生命。

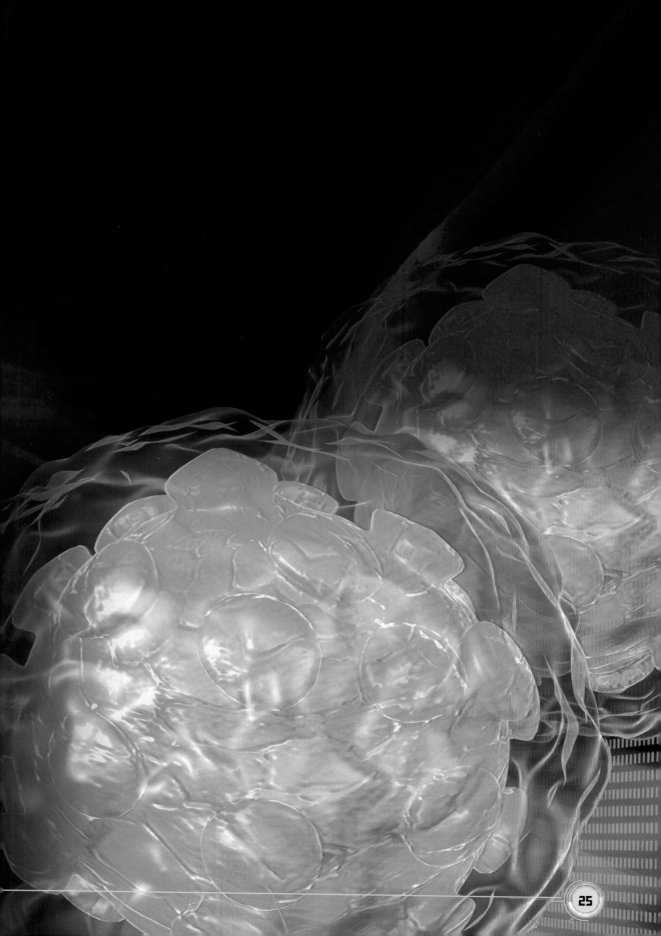

章末思考

1. 为什么干细胞在基因治疗上比分化细胞成功率更高?

2. 说出导致美国20世纪堕胎状况转变的两个因素。

3. 描述诺玛·麦科维的案例,该案例对美国的影响,以及案子结束

几年后诺玛·麦科维的最终立场。

 教育视频

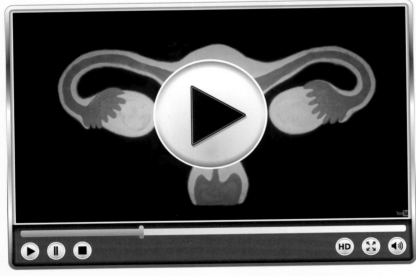

本二维码链接的内容与原版图书一致。为了保证内容符合中国法律的要求,我们已对原链接内容做了规范化处理,以便读者观看。二维码的使用可能会受到第三方网站使用条款的限制。

扫描此处二维码,观看一段关于体外受精的视频。

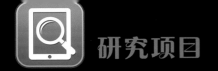

研究项目

通过互联网或学校图书馆来研究"人类生命何时开始"的课题，并回答以下问题："人类的生命始于受孕吗？"

有些人认为，严格来说，人类的生命是从受孕开始的，因此应该赋予胚胎或胎儿出生的权利并保证其不受干涉。此后，生命就自行发育，增殖细胞，形成特定的身体部位，包括大脑、心脏和面部等。毫无疑问，这是有生命的人类，那么谁能说此时人类的生命还没有开始呢？如果我们否认胚胎或胎儿是人类的生命，那么我们就是在通过能力判断人的价值，这是危险的。

另一些人则认为，发育中的胚胎仅仅是大量的活细胞。只有在其出生后或至少进一步发育后才能被认为是一个完整的人类生命。直到怀孕后期，胎儿有了思考和感受的能力，他才是一个生命。在受精和怀孕的早期阶段，母亲应该被允许人工流产，因为胚胎或胎儿不是完整的人类生命。

写一篇两页的报告，使用研究得出的数据来支持你的结论，并向你的家人或朋友做一次展示。

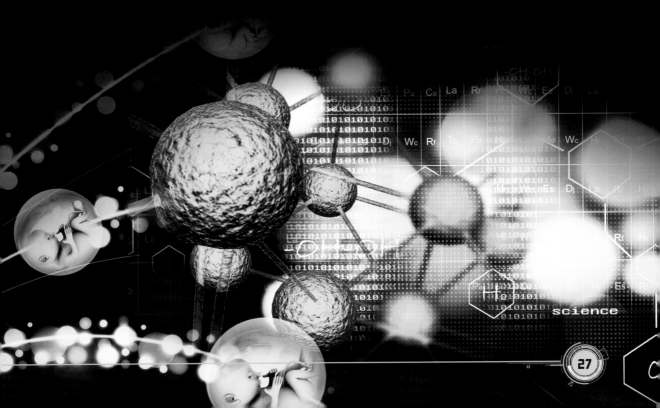

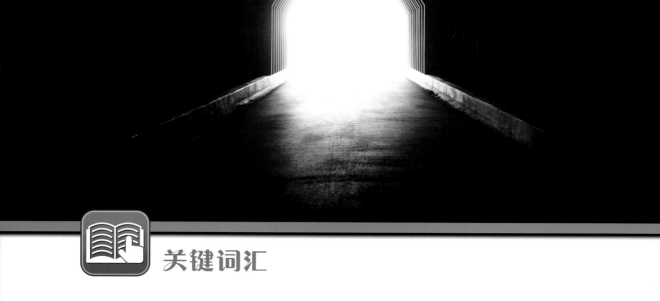

关键词汇

移植 —— 把组织或器官植入机体以代替缺陷部分并使之发挥功能。

复苏 —— 使昏迷、停止呼吸或心跳骤停的人恢复清醒或大脑活跃的状态。

人体冷冻技术 —— 把一个人的身体在他或她死后冷却到极低温度的一种医学技术，并希望可以在未来通过先进的医疗科技使他们解冻、复活及治疗。

安乐死 —— 杀死一个病得很重或受伤的人，使她或他免于痛苦的行为或做法。

植物人状态 —— 严重脑损伤导致的一种无意识状态，可能持续很长时间。

辅助自杀 —— 在他人（如医生）的帮助下自杀以结束严重的身体疾病所带来的痛苦。

生存意愿书 —— 一份法律文件，用来说明如果某人病重或受伤无法做决定时应该做出哪些医疗决定。

保守疗法 —— 临床上常用的治疗策略，一般是指不进行外科手术，不进行放射治疗、化学药物治疗及有创伤性的操作的治疗方法。

临终关怀中心 —— 为临终之人提供关爱环境的地方。

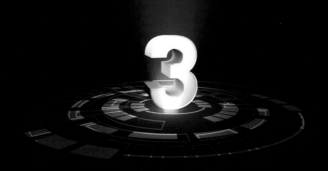

第三章　有关生命终结的问题

大多数发达国家，如美国和英国，大多数人的预期寿命是80岁，甚至更久。因此，死亡似乎远不是一个重要的问题，《死亡权利》一书的调查显示，19岁青少年中，有10%的人考虑过死亡，而65岁人群中则有70%考虑过。然而，死亡迟早会影响每个人，许多年轻人通过成为事故的受害者，或罹患绝症，或面对濒死的朋友或家人而直面死亡。

我们希望医疗服务能延长生命，但现实总是残酷的。如果医生认为没有康复的机会，亲友们甚至可能会决定放弃继续维持其生命的治疗；患者也可能会拒绝接受治疗——如果他们生命垂危，并认为延长生命的治疗没有必要。

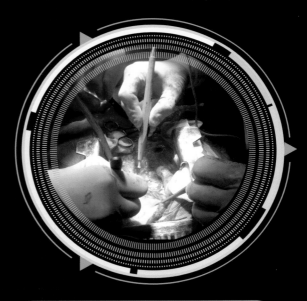

器官移植

自20世纪60年代以来，外科医生已经能够对一些器官不能正常运作的人施行移植手术。这一过程包括将心脏、肺、肝脏等器官从一个死者身上，或者将一个非关键器官从活体捐献者身上取出，替换患者体内的缺陷器官。接受器官移植的患者必须使用药物，以保证身体不会排斥作为异体移植的器官。

器官移植是非常复杂的手术，患者可能对移植的器官产生排异反应。在许多情况下，捐献的器官（如心脏和肾脏）来自车祸受害者，因为他们多为年轻人并有着健康的器官。如果你死后，器官被别人所用，你会怎么想呢？

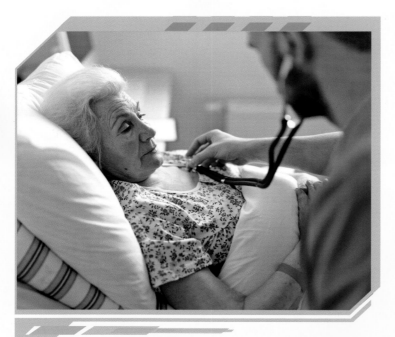

在大多数国家，患者或他们的亲属可以事先授权，同意把他们的器官用于移植手术；有些人会由于宗教或其他原因，不同意其死后器官被用于移植。但是许多人知道这样可以挽救别人的生命，而乐意签署同意书成为器官捐献者。

复苏的决定

如果一个人的心脏停止跳动，一个经过特殊训练的医疗团队可以对其进行心肺复苏，但是他们并不总是这样做。每个患者，需要其家庭成员和医生一起进行个案分析，基于患者事先表达的意愿或是复苏后的生活质量来选择要不要进行心肺复苏。

谁能评判给一个病得很严重且复苏后生活质量可能很差的人施行心肺复苏的价值？

复苏是一个有争议的话题，不仅因为生命危在旦夕，还因为它涉及经济因素。一些人认为，医院的管理人员，甚至是患者的家庭成员，可能会因为未来的医疗费用、保险能够覆盖的金额、可用的医院床位或医院人手等因素而被迫放弃对患者进行复苏。

冷冻未来

大多数人承认，人死后物质生命便永远终结，但有些人却花费巨资深度冷冻死后的身体。他们相信，如果能找到治愈其疾病的方法，他们将在未来的某个时候解冻并复活。这就是人体冷冻技术。

人体冷冻技术是在液氮温度下冷冻刚死的人体——此刻，物理衰变基本上是停止的，所以人体能被永久保存。即使心脏停止跳动，身体的大部分组织在细胞层面上仍保持完整，随着技术和医疗手段的进步，人们希望未来的科学能够修复或替换重要的人体组织，并最终使人复活。

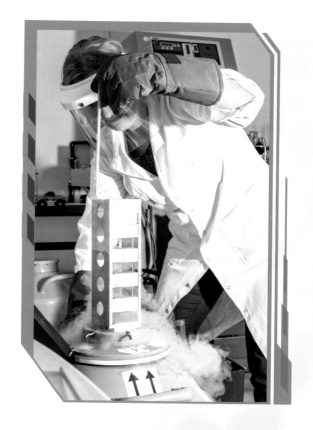

老龄化人口的需求

在许多发达国家，人们的寿命比以往任何历史时期都要长。医疗保健的进步意味着几十年前可能致命的疾病现在可以治愈甚至不会患该种疾病。

但是随着人们慢慢衰老，患病的可能性增大——如果发生意外，更有可能受到严重的伤害。这意味着随着整体人口老龄化，社会对医疗保健的需求也在增加。

人体冷冻技术是将人体组织冷却到极低的温度（-196℃以下），以期在未来的某个时刻重新激活它。但迄今为止，尚无办法成功复活死后低温保存的人。一些人认为，人体冷冻是一种昂贵但未经临床证实的技术，它利用富人对死亡的恐惧心理让销售这种技术的公司赚钱。

在一些国家，出生率下降，老年人的寿命却越来越长，这导致了人口平均年龄的增长。如果没有足够的年轻人来创造用以照顾老年人的财富，就会出现严重的财政问题。美国正面临这个问题，在第二次世界大战结束后的"婴儿潮"中出生的一代人即将退休，政府急需足够的钱财来支付社会保障和养老金。

安乐死

安乐死是指对无法救治的患者停止治疗或使用药物，让患者无痛苦地死去。不同国家法律各不相同（安乐死在中国并不合法）。有些人担心，如果患者可以合法地选择在他人的帮助下死去，一些家庭可能会因各种因素给患者施加压力，让他们做出选择。

"安乐死"一词来源于希腊语的两个单词："安乐"（eu）和"死亡"（thanatos）。在现代社会中，安乐死不仅仅是"好死"，它意味着，有意结束人的生命，以减少痛苦。

人终有一死，而大多数人死于自然原因——年龄、疾病或受伤导致的维持其生命的器官无法继续工作。安乐死是在自然死亡之前，主动执行终止生命进程的某种操作，例如，给患者注射致命药物，这是主动安乐死；被动安乐死则是通过断绝食物和水，或者不进行必要的医疗护理来实现的。在美国，主动安乐死在所有州都是非法的，但被动安乐死是合法的。

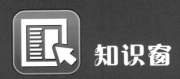 **知识窗**

辅助自杀与安乐死的区别

因执行辅助自杀而闻名的内科医生杰克·凯沃尔基安解释了辅助自杀与安乐死之间的区别：辅助自杀"就像给患者一把上膛的枪"，由患者自己扣动扳机，而不是医生。如果医生拿来针和注射器，但由患者推活塞，那是辅助自杀；如果医生推下活塞，那就是安乐死。

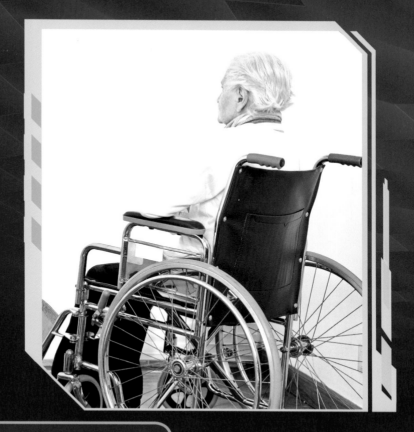

有些人担心有一天社会也许会把安乐死当作帮助人摆脱患病且没人照顾的一种方式。

意图的重要性

　　安乐死涉及故意做某事或不做某事，从而导致患者的死亡。如果没有"杀人"的意图，安乐死就不会发生。例如，医生有时面对濒临死亡的患者，可能会决定停止某种特殊治疗，因为它对患者的健康不再有任何好处；或者医生可能不会开始新的治疗，因为无法改善患者的病情。一些团体认为，如果这些决定导致死亡，那就是被动安乐死，并且是一些国家法律允许的医疗行为。

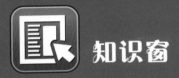
自愿和非自愿安乐死

自愿安乐死是指患者对自己的死亡提出了具体的要求。在一些国家，安乐死是合法的，但这个要求必须由患者在一段时间内多次提出，包括口头和书面两种形式。相比之下，非自愿安乐死是指患者没有明确表示希望死亡。非自愿安乐死发生在没有能力通过照顾者、医生、朋友或亲属表达意愿的患者身上。一般是患者的病情恶化到一定程度，他们处于一种深度的、长时间的昏迷状态，这种状态被称为持续性植物人状态。

安乐死与自杀的区别

安乐死和自杀在大多数国家的法律中被认为是不一样的，在伦理道德的争论中也是如此。自杀是对自己生命有意识地剥夺，自杀行为没有任何他人的协助；安乐死则需要他人的协助。

在世界上较为富裕的发达国家，自杀是造成死亡的重要因素。例如，在美国，自杀是第十大致死因素，死于自杀的人比死于谋杀的人还多；美国疾病控制中心的报告显示，2013年有41 149人死于自杀，所占比例是13/100 000。英国的情况与此类似，据英国国家统计局报道，2013年，有6 233人死于自杀，所占比例是11.9/100 000。

辅助自杀

辅助自杀是指一个人提供了自杀的方法，但将最终行动留给自杀的人自己执行。当医生辅助他人自杀时，这种行为被称为辅助自杀。

区分辅助自杀和安乐死要看是谁真正执行最终导致死亡的行为。如果寻求死亡的人执行了最后的行为，比如吞下了医生开的致命药物，那么就归为辅助自杀；但如果医生直接给患者注射致命药物，那就是安乐死。需要特别说明的是，在几乎所有国家，辅助自杀仍然是一种严重的犯罪行为。

生存意愿书

生存意愿书是一份法律文件，它规定了一个人在无法与医生沟通的情况下，希望得到怎样的对待。生存意愿书并不意味着能合法实施安乐死，但可以指示医疗队伍不要使用抗生素来对抗感染或用生命维持设备人为地延长生命。许多人认为，生存意愿书可以让患者明确表达意愿，并减轻医生、朋友和家人的压力，从而给患者带来平静的心情。然而，批评者质疑，对于未来可能发生也可能不发生的未知问题，现在做出的决定是正确的吗？

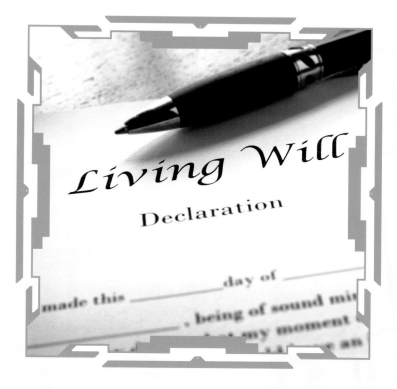

生存意愿书是一项提前给出的医疗保健指令，在文件中当事人需要写明是否愿意通过人为手段在其器官衰竭的情况下维持生命。

安乐死争论的趋势

安乐死的支持者或批评者并不是特定的一类人。对立的两个阵营中，都能找到不同年龄、不同行业和不同文化背景的人。在过去的30年里，从这个问题的各个方面开展讨论的组织越来越多。

赞成或反对安乐死的组织，通过游说政府，出版书籍和宣传册，借助有组织的游行、集会和示威活动来展开活动。美国的一个反对安乐死的名为"尚未死亡"的团体，在支持安乐死的团体会议外分发传单；而反对安乐死的团体"患者人权理事会"和支持安乐死的团体"死亡的尊严"，通过各自的网站宣传各自的立场，他们希望能够借此影响和招募各自的支持者。

关于安乐死的辩论，患者和家庭成员的一言一行可能会产生很大的影响。在美国，有一名患有严重脑损伤的妇女特丽·夏沃，她的丈夫和父母就她是否应该被人为地维持生命的问题，打响了一场公开的"战争"，促使了不同的生存权团体联合起来，为其父母一方辩护。

与此相反，英国的一名绝症记者菲尔·萨奇，因以绝食抗议法律禁止自愿安乐死而受到了公众的关注。他说："我的人生虽然很短暂但很圆满，我为什么要被长久的慢性死亡折磨呢？我真的为我的国家感到骄傲，然而，就在此刻，我祈祷上帝让我出生在荷兰或美国的俄勒冈州。"

反对安乐死团体的成功

反对安乐死团体的成员指出，世界上很少有地方允许安乐死或辅助自杀，包括新罕布什尔州和缅因州在内的美国一些州，就没能成功通过允许辅助自杀的法律。澳大利亚北部地区1996年通过的允许自愿安乐死和辅助自杀的法律在1998年被推翻。在澳大利亚的"生命权"团体及一些教会领袖施加压力之后，联邦政府通过了安德鲁斯法案，该法案推翻了北部地区1996年通过的那条法律。在澳大利亚北部地区1996年通过的安乐死合法化法律的施行期内，只有4人实施安乐死。

支持安乐死团体的成功

考虑到安乐死在过去很少被讨论的事实，仅仅提高人们对这个问题的认识就被许多安乐死支持者认为是巨大的成功。许多人还认为，改变法律和社会行为方式远比维持现有的法律和对待安乐死的态度要困难得多。这就是为什么安乐死或辅助自杀合法化尽管只在少数几个地方获得通过，却仍然被许多支持者认为意义重大。

荷兰自愿安乐死协会会长认为："2002年，荷兰法律将安乐死和辅助自杀合法化，使得欧洲其他国家也采取类似措施。比利时紧随其后，卢森堡也一直在争取合法化，离成功只有一两票的差距。我们知道在法国和英国支持安乐死的团体也一直在努力。"然而，后续是卢森堡在2009年的法律中将安乐死和辅助自杀合法化，而法国和英国则没有通过相关法律。

替代方式

在一些人看来，有一种可以替代安乐死或在医院重症监护室里维持患者生命的方法，它被称为保守疗法。它主要关注的是护理，而不是治疗，让临终患者的最后时光尽可能舒适。这可能在专门照顾重症晚期患者的中心，即临终关怀中心，也可能在疗养院、护理中心或患者的家里。疼痛的缓解是首要的，但也有针对患者及其家人、朋友的咨询和帮助。

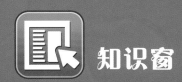 **知识窗**

止痛药的替代品

俄亥俄州圣伊丽莎白医疗中心的保守疗法主任埃里克·切文博士说："我们已经掌握足够的知识来成功缓解所有的恶性疼痛。人们普遍认为，只有注射大量吗啡使人变得麻木才能缓解疼痛，事实并不是这样。"

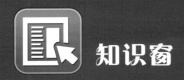

世界范围内关于安乐死的讨论

美国

反安乐死活动人士在美国多个城市集会抗议。在这里，双方强大的施压团体都加入了一场试图赢得公众和政府全力支持的战斗。目前，在美国联邦层面上没有关于安乐死或辅助自杀的法律。在各州层面上，主动安乐死在美国所有50个州都是非法的，但被动安乐死是合法的。对于辅助自杀则有更多的容忍，45个州认为辅助自杀是非法的，5个州已经将其合法化，因为这是另一个人虽然提供了死亡的方法，但并没有发起终结生命的最后行动。

法国

法国前总统雅克·希拉克于1995年至2007年执政期间，否决了玛丽·亨伯特在2002年提出的让其子文森特结束他自己生命的上诉。文森特在车祸中失去了视力、语言能力、嗅觉、味觉及部分肢体。在2003年去世之前，他用自己还能活动的右手拇指写下了《我要求死亡的权利》这本书，表达他希望合法死亡的愿望。

爱尔兰

2002年，哀悼者聚集在罗斯玛丽·图尔·吉尔胡利的葬礼上，这位爱尔兰女士的死亡得到了美国牧师乔治·埃克斯及其助手托马斯·麦克格林的协助。乔治·埃克斯和托马斯·麦克格林前往爱尔兰都柏林，看望罗斯玛丽·图尔·吉尔胡利，后来人们发现她死在租的房子里。

乔治·埃克斯说他和托马斯·麦克格林协助了罗斯玛丽·图尔·吉尔胡利切断供应氧气的机器。他们还指导她进行了5次练习，但他们声称自己只是旁观了全过程，而没有参与其中。这两名男子面临引渡，或到爱尔兰接受辅助自杀的指控。但在2007年引渡失败，该死亡被认定为无辅助的自杀。关于乔治·埃克斯和托马斯·麦克格林在多大程度上参与了罗斯玛丽·图尔·吉尔胡利的死亡的争论异常激烈。

批评人士指出，这种护理并不是所有人都能得到的：没有足够的床位给所有患者，而且大多数临终关怀中心只能护理一小部分危重疾病。作为回应，临终关怀中心的拥护者表示，更多问题在于资金困难，而不是护理类型的问题。

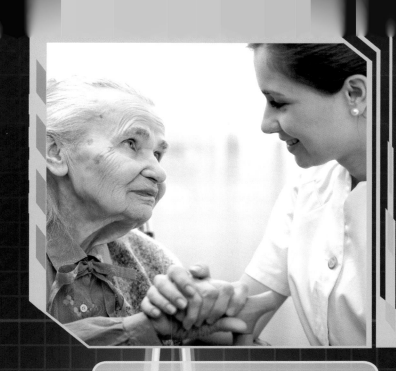

临终关怀中心着重提高疾病晚期患者的舒适度，提高其生活质量。

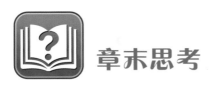 **章末思考**

1. 说出两种影响医生是否给患者做心脏复苏的因素。

2. 一个人口老龄化的社会最关心的是什么？

3. 描述主动安乐死和被动安乐死、自愿安乐死和非自愿安乐死的区别。

4. 安乐死和辅助自杀是一样的吗？为什么？

5. 给出一种替代安乐死或在重症监护室里维持生命的方法。

 教育视频

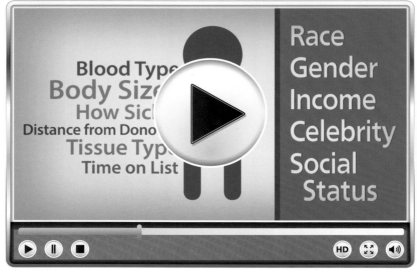

本二维码链接的内容与原版图书一致。为了保证内容符合中国法律的要求，我们已对原链接内容做了规范化处理，以便读者观看。二维码的使用可能会受到第三方网站使用条款的限制。

扫描此处二维码，观看一段有关器官移植的视频。

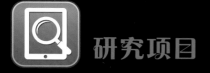

研究项目

利用互联网或学校图书馆来研究"辅助自杀"的话题，并回答以下问题："自杀和辅助自杀有区别吗？"

有些人声称两者有本质区别。自杀是一种私人行为，完全不涉及另一个人。辅助自杀是别人帮助自己结束生命，所以另一个人是死亡过程的参与者。在大多数国家，辅助自杀是违法的。

另一些人则认为自杀和辅助自杀之间没有实质性的区别，因为最终的结果都是一样的。在这两种情况下，当事人都想结束自己的生命，并最终死去。如果是死去的人做的决定，那么有没有其他人参与这个过程重要吗？

写一篇两页的报告，使用研究得出的数据来支持你的结论，并向你的家人或朋友做一次展示。

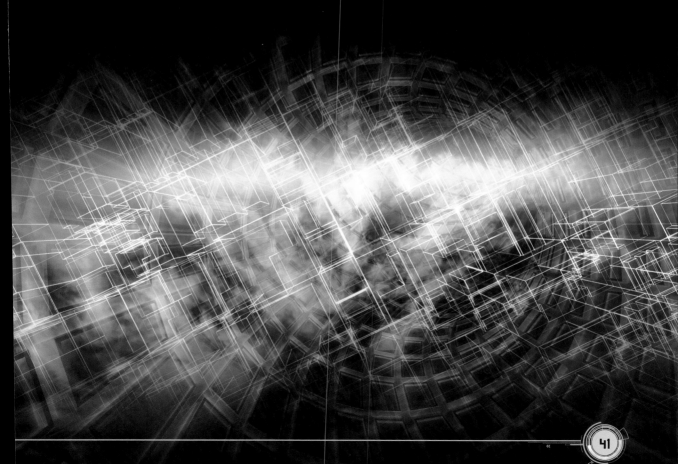

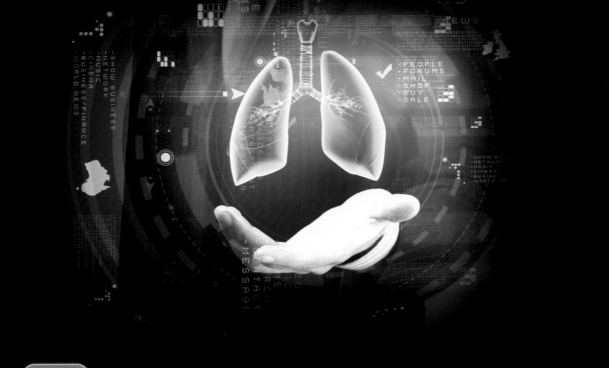

 ## 关键词汇

消费主义 —— 一种乐于购买华而不实的物品的价值观。

肥胖 —— 一种以体内脂肪过度积累和储存为特征的状态。

预防医学 —— 医学科学的一个分支。

赔偿 —— 用来弥补损失而做的或给予的东西。

临床试验 —— 通过监测药物或医疗器械对一个或多个患者的影响来评估其有效性和安全性。

安慰剂 —— 给患者的一种药丸或类似药物的物质，但对患者没有实质的帮助。

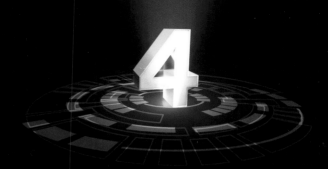

第四章　医疗行业

　　医疗是个庞大的行业。一些政府会在医疗上为民众花费大量资金，而有的政府却无法承担这项费用，甚至没有提供医疗的中央系统。无论在社会层面还是个人层面，医疗花费会对一些人造成经济负担，而给另一些人带来巨大利润。

消费主义与健康

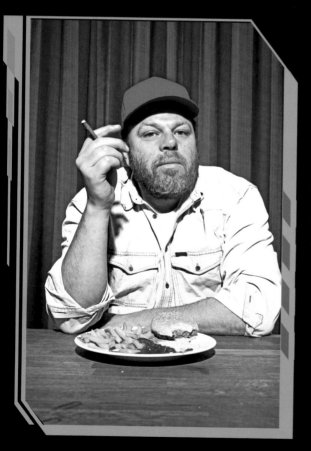

　　消费主义——一种崇尚购买华而不实的物品的价值观，能放大整个社会的健康问题。对甜食、软饮料、薯片、快餐等美味而不健康的食物铺天盖地地宣传使得与饮食相关的健康问题急剧增多，其中肥胖（体内脂肪过量）首当其冲。20世纪90年代，全球范围内肥胖的人数约为11亿人，有史以来首次与营养不良的人数大致相当。2010年，美国国立卫生研究院报道，每3名美

　　大多数人都知道他们选择了不健康的生活方式。为了公众健康，政府应该有权限制（如提高香烟或含糖饮料的税收）人们的这种选择吗？

国人中就有1名肥胖者，儿童的比例也是如此。与肥胖有关的疾病，包括心血管疾病、癌症、糖尿病和高血压等，导致美国每年死亡30万人。

各国差异

在英国，收入在最低工资以上的人通过纳税支付国家卫生服务的费用。国家卫生服务旨在为每个人免费提供所需的治疗。一些人如果希望得到更快的治疗，或希望留在比国家卫生服务更舒适的医院，他们就要购买私人健康保险，通过给保险公司交钱来承担这笔花销。

在美国，并没有由联邦政府提供的免费医疗保险。大多数人购买私人保险以支付治疗费用。对于买不起保险的人，也有免费医院，只是这些免费医院可能没那么舒适、设备没那么齐全。

2010年通过的《患者保护与平价医疗法案》旨在为所有美国人提供更多医疗保险。然而，许多人都抗议这项立法，声称这项立法导致企业和中产阶级付出了更高医疗成本。

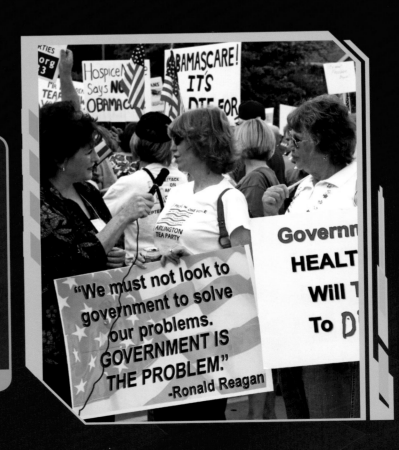

2010年，美国前总统奥巴马签署了《患者保护与平价医疗法案》，其目标是为美国公民提供平价、优质的医疗保险，并减缓医疗开支的增长。

《患者保护与平价医疗法案》通过消费者保护组织和其他组织提升了个人和公共健康保险的负担能力、质量与可获得性。年轻人在26岁以前，都可以依随父母的保险计划；保险公司不能因为健康状况拒绝承保或放弃一个人；联邦政府向各州提供额外的资金来扩大医疗补助计划，为处于贫困线以下的人们提供保险；给为员工提供医疗保险的小企业减税；建立健康保险市场以简化申请流程，让人们可以对比价格有竞争力的健康计划并获得注册税收优惠。

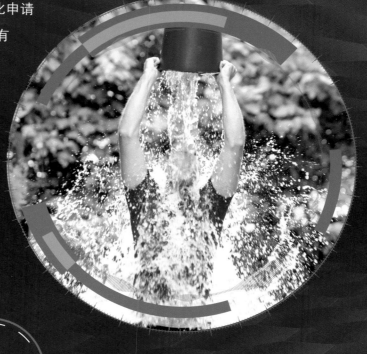

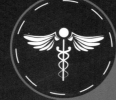

2014年，一项被称为"冰桶挑战"的活动在互联网上募集了2亿多美元，用于研究一种叫作肌萎缩性脊髓侧索硬化（渐冻症）的疾病。科学家称赞，这笔意想不到的资金加速了对这一病症的研究，使他们取得了突破。

在一些国家，私人保健系统已经被广泛运用。然而，许多发展中国家没有免费的医疗制度，也没有为贫困人士提供的医疗保健服务。即使是患者自掏腰包的私人医院，其能提供的医疗服务也赶不上发达国家。

研究经费

研发新的医疗方法费用高昂，公司只有认为他们能从研究中获利，才会投入更多资金。这通常是指致死人数多的疾病，如癌症。医治头痛和感冒等疾病的药物也能挣很多钱，因为为了让生活更舒适，我们大多数人愿意购买这些药物，所以这些药物也值得制药公司研发。

有一些医疗领域的研究则严重不足，其原因仅仅是从治疗研发中获利较少。例如，罕见病的患患者数过少，医药公司难以获利；还有些疾病主要影响的是贫困国家的人，患者无法承担昂贵的治疗费用，因此对医药公司而言也获利不多；心理健康甚至也因为公众关注不够而被忽视……针对这类疾病治疗的许多研究必须依靠慈善机构提供经费支持，因为政府和医药公司不会出钱。

卫生保健的成本

卫生保健费用高昂，正如我们所知，在有些国家，人们必须自己花钱治病或申请保险报销；而在有的国家，卫生保健对每一个需要的人都是免费的，因为费用由政府征收的税款支付。

预防医学致力于一开始就规避疾病，并不能为制药公司带来巨大收益，但对政府来说确是一项有利举措，因为此后需要进行昂贵治疗的人会越来越少。真正的难题是如何使人们改变生活方式来避免他们可能不了解的潜在危险。在这方面，卫生保健和教育必须通力合作，以求成功。

研发新药物和治疗方法的公司在很大程度上都是受利益驱动的，他们研发的许多治疗方法因为成本太高，使许多人无力承担。在一些发展中国家，人们常常死于有资金就可以被轻松治好的疾病，甚至在一些发达国家，比如英国，国家卫生服务也支付不起一些治疗费用，而这些治疗本可以帮助许多人。这意味着，一些患者无法接受最好的治疗，甚至导致死亡。

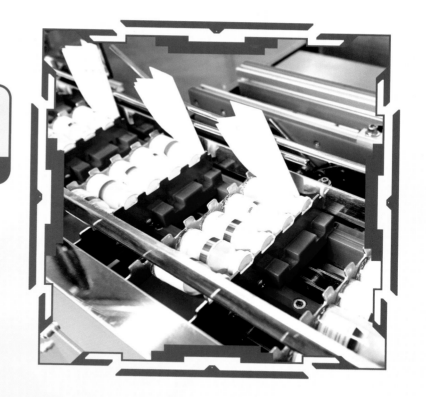

在一家药厂，药瓶正被贴上标签。

公共卫生保健与私人卫生保健

由政府通过税收支付的公共卫生保健与由个人支付的私人卫生保健各有利弊。一些人认为，有了免费的卫生保健，人们的需求就会比自己支付时大。对于一些小病小痛也要寻求帮助，希望得到快速、优质的治疗，但他们忘记了有多少人也在做同样的事情。在现实生活中，若不是有生命危险，人们往往要为免费治疗等待很长时间。

若靠私人系统运作，治疗可能更及时。但人随着年岁增长，或患上某种无法完全治愈的疾病，他们的健康保险花费就会增加，有时甚至达到可负担的极点。如果某人支付不起保险或所需的治疗费用，就会在生病时面临巨大经济压力。

多数人都接受"一个国家在卫生保健上的支出是有限的"。这意味着人们要有所取舍，像英国这种人人都为卫生保健出了一份力的国家，每个人都关心钱是如何花出去的。有些人反对把钱花在一些他们认为不是非常重要的治疗项目上，比如说生育计划。另一些人则质疑，购买昂贵的药物和医疗器械以延长不治之症患者的寿命是否合理。

为卫生保健付费

　　一些健康问题可以追溯到某些特定的现代生活方式。如果有人在工作中遭遇意外，通常能为自己受到的伤害向雇主索取赔偿，也许雇主还应该支付他们的治疗费用。一些健康问题也可以追溯到某些行业，如烟草行业导致人们健康状况堪忧，国家要耗费大量财力为吸烟者提供卫生保健服务；许多人还认为交通尾气产生的烟雾会导致儿童患哮喘的可能性增加。

　　一种可行的办法就是，为某些商品增税以支付他们所造成的医疗保健需求，但这会提高商品的价格。举例来说，这可能意味着人们要花更多的钱买汽油以资助哮喘治疗，或政府要对烟草征收额外税款以支付吸烟所引起的疾病的治疗费用。政府要谨慎地将税率设定在适当水平，以便尽可能多地从税收中获得资金，同时不让纳税人负担过重。

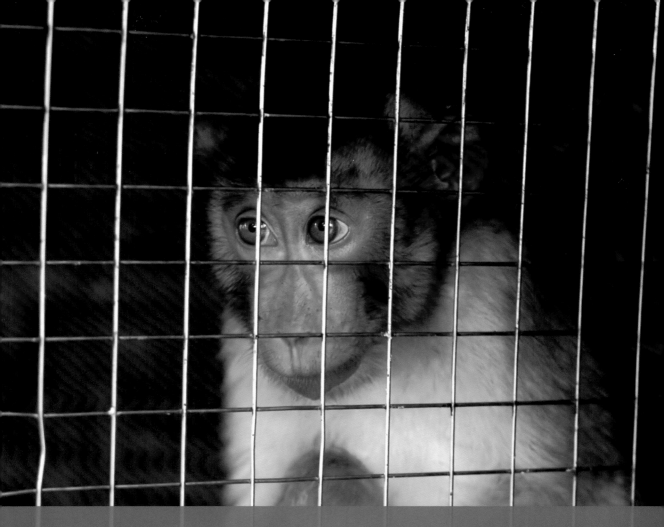

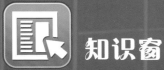

知识窗

动物与机器人

  动物可能被用于发展医学技术和医疗实验。科学家曾往猴子的大脑里植入电极来截获猴子在活动肢体时其大脑所发出的电信号。通过处理这些电信号，科学家能使机器人胳膊以猴子活动胳膊的方式运动。研究者希望利用这项技术，使人们仅通过意念就能操控机器人，就像他们活动自己的肢体一样。

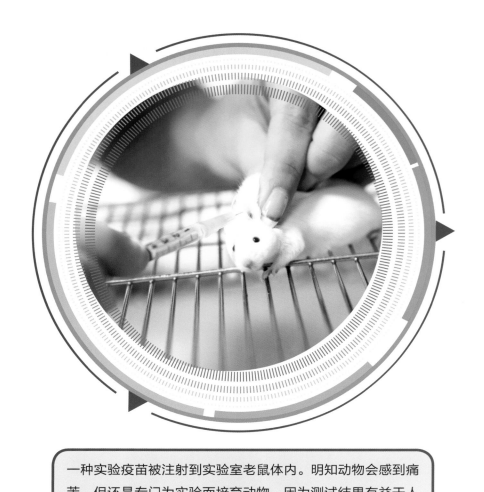

一种实验疫苗被注射到实验室老鼠体内。明知动物会感到痛苦，但还是专门为实验而培育动物，因为测试结果有益于人类，这样做公平吗？

测试，测试

一项新的治疗在被实际运用前，都必须对其进行测试以确保安全。即便如此，事故还是时有发生，给人们带来潜在危险。

20世纪50年代末至60年代初，许多孕妇都服用一种名为沙利多胺的药物来治疗晨吐。但是沙利多胺影响了胎儿的发育，一些妇女生出来的孩子肢体畸形严重。过了一段时间人们才意识到并相信沙利多胺就是罪魁祸首，而医生并没有仔细追踪他们开给孕妇服用的药物所带来的负面影响。

拥有副作用的药物并不少见，但其副作用很少像沙利多胺这么严重。如今，美国的所有药品在投放市场之前都要进行严格的测试。

现代药品测试分为几个阶段：首先，在实验室里做简单的活细胞测试，确保药物能发挥它们该有的作用；然后，在动物身上测试，不仅要用普通剂量，而且还要长时间用大剂量；最后，在人类患者身上进行临床试验。

动物测试

在新药物和其他治疗测试的不同阶段都会用到专门培育的动物——通常是老鼠、狗和猴子。做动物测试的医学研究者称，这往往是精确测试新疗法的唯一方式。如果能在怀孕的老鼠身上测试沙利多胺的副作用，那么人类婴儿肢体严重畸形的问题就可能会早一点被发现。他们说，用动物进行测试是合法的，只要结果适用于人类，能挽救人的生命，减轻人的痛苦。

反对动物测试的人称，许多实验都可以在组织培养物（实验室培养的身体组织样本）上进行，而不必让动物去受苦。很多人认为，我们没有权利让动物受苦，许多宗教禁止杀生或给动物造成痛苦和压力。由于公众舆论，用动物进行测试的实验已经大大减少。如果有足够多的人挺身反对在动物身上做医疗测试，也许有一天这一行为会停止。

临床试验

在进行临床试验测试新疗法之初，方案必须由专家委员会检查并通过。随后，那些将被测试的人必须签字同意成为受试者。

在临床试验中，会给一组患者使用试验药物，给对照组外观相同的安慰剂——一种无药效的"药物"。这样，没有人能够判断他们是否服用了真正的药物，连分发药物和安慰剂的医生或护士都无法分辨，所以他们自己的知识不会影响测试结果。

所有患者经过相同的测试，一段时间的治疗后，通过对比结果，研究者能发现药物是否产生了应有的疗效，或是否有副作用。

测试药物是一个漫长的过程，通常要持续很多年。当一种药正在接受测试时，由于其作为通用药的疗效和安全性还没有得到确定，所以不能合法使用。然而，身患绝症的人可能愿意尝试正在测试的疗法，即使最终可能没有效果或产生严重的副作用。对某些患者来说，等到药物通过测试时已经太晚了，因此他们愿意接受测试，并承诺若治疗期间出现问

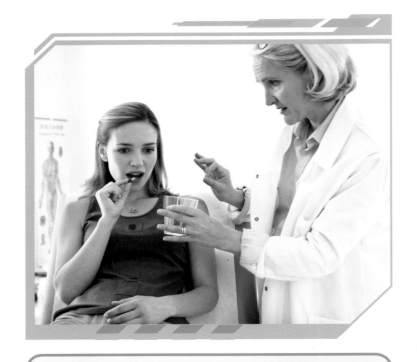

新药在被批准用于人体之前要经过实验室的严格测试。起初，药物只被用在受到严格监控的临床试验中，一般需纳入志愿患者，以便观察是否有副作用及不可预料的后果。

题，不会向医务人员和制药公司追责。

医院和研究者都会受到严格监控，以确保在临床试验中患者受到公正、合理的对待。但在过去，情况并非如此，20世纪50年代，美国陆军曾对士兵进行了大剂量辐射的测试，许多士兵后来因此生病或死亡。

尽管我们从中获得了宝贵的知识，但士兵为此付出的生命代价却是无法用金钱衡量的。如今，许多测试在用于人类受试者前，都必须要证明其是安全的。

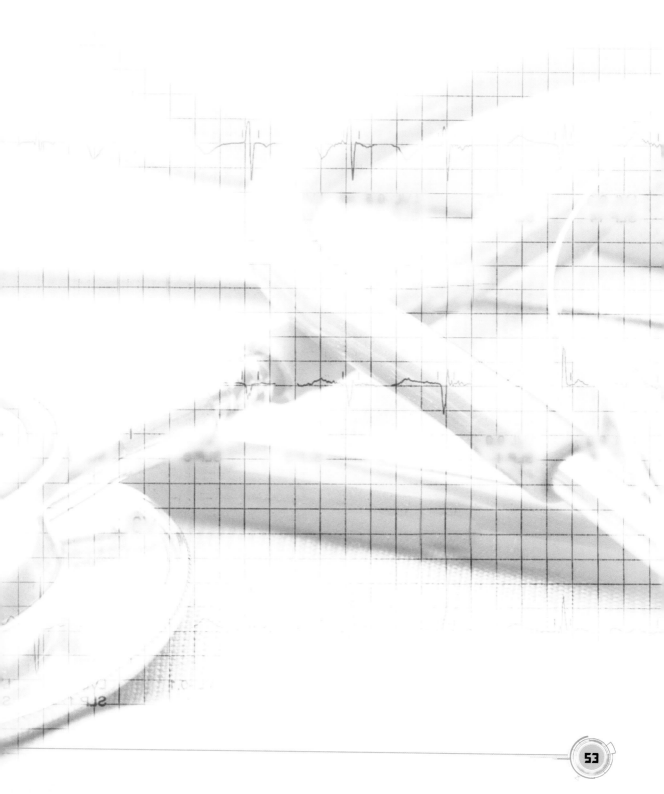

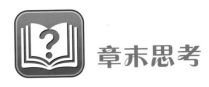 章末思考

1. 指出"奥巴马医改"为公民带来的四大福利。
2. 什么是临床试验？为什么有些患者会选择接受它？

 教育视频

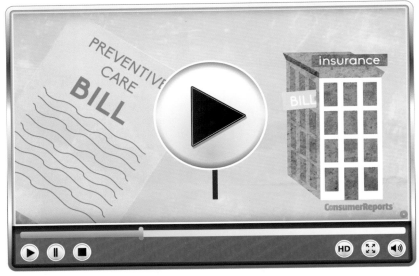

本二维码链接的内容与原版图书一致。为了保证内容符合中国法律的要求，我们已对原链接内容做了规范化处理，以便读者观看。二维码的使用可能会受到第三方网站使用条款的限制。

扫描此处二维码，观看一段关于健康保险如何运作的视频。

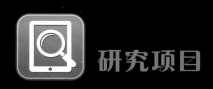

研究项目

通过互联网或学校图书馆来研究"公共卫生保健和私人卫生保健"的课题，并回答以下问题："美国是否应该采用公共卫生保健制度？"

一些人主张，美国一向实行的私人卫生保健制度应该继续保持。每个人根据自身经济能力支付健康保险，并获得相应福利。这样人们才能在一个公平的制度中劳有所得。

另一些人认为，美国应该实行公共卫生保健制度，因为卫生保健应该是一项让每个人都能享有的权利，而不是富人才能享有的特权。教育是政府为公众提供的一项权利，而基本医疗则是更基础的需求。世界上许多国家都拥有可行的公共卫生保健体系，防止保险公司靠患者营利，以及操纵谁能获得谁不能获得医疗服务。

写一篇两页的报告，使用研究得出的数据来支持你的结论，并向你的家人或朋友做一次展示。

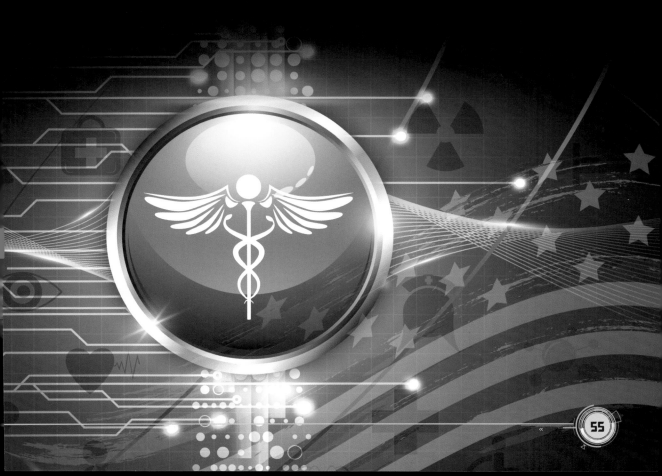

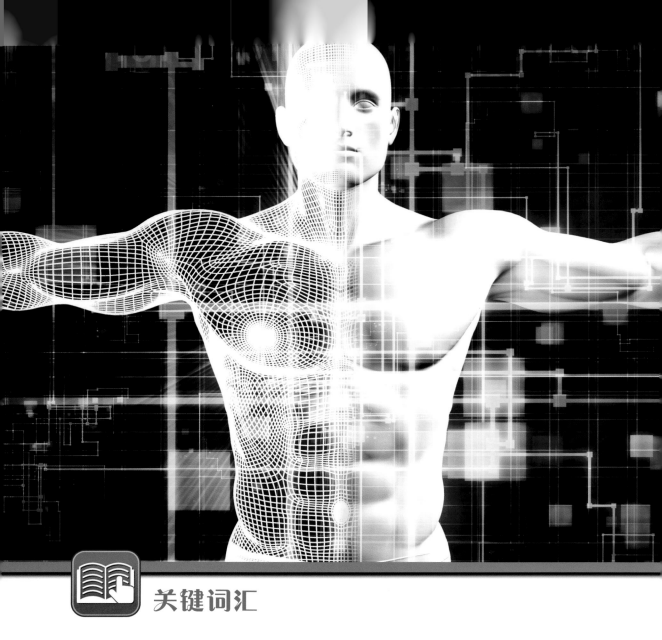

关键词汇

克隆 —— 动植物从母体的一个细胞成长而来，具有与原母体完全相同的基因。

异种器官移植 —— 两种不同物种之间的器官、组织或细胞移植，尤其是从其他动物移植到人类身上。

既得利益 —— 指人们或集团已经获得的利益，法定的某种特别权益。

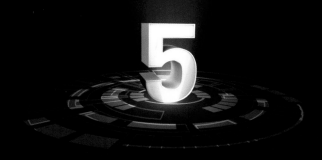

第五章　迈向未来

　　科学家正在寻找更多的医疗资源。重病者更关心自己的病能否被治好，而不太在意治疗手段的起源和发展过程。但是从社会角度来讲，我们基于社会的道德伦理观设置了许多限定。我们应该如何在保证公平的同时，尽可能地治疗更多的人呢？

干细胞研究

　　干细胞是受精卵分裂时产生的第一种细胞。如果胚胎在母体中成长，干细胞就能发育成完整的婴儿。在胚胎发育的最初阶段，所有细胞都是完全相同的，并且每个细胞都携带有遗传信息，能发育成任何一种体细胞。随着胚胎的发育，干细胞逐渐分化成人体器官、血液、骨头和身体其他部位的细胞。

　　干细胞的分化潜能使其对医学研究具有极高价值。因为干细胞还没有分化成为其他细胞，所以可被"编程"为任何类型的细胞。一些科学家相信我们应该能够利用干细胞来"制造"用于移植的器官或治疗免疫系统疾病。

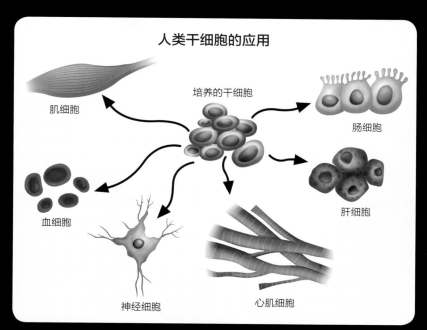

人类干细胞的应用

培养的干细胞

肌细胞

肠细胞

肝细胞

血细胞

神经细胞

心肌细胞

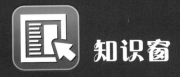 **知识窗**

你好，多莉！

    1996年7月克隆羊多莉出生于苏格兰爱丁堡。多莉并不是第一只克隆动物，但她却是第一只从成熟绵羊身体中提取的特化细胞克隆而来的哺乳动物。多莉的诞生从原理上表明，动植物甚至是成年人身体中的任何细胞都可以被用来克隆。多莉死于2003年，死因是在年老绵羊身上常见的问题——克隆动物普遍存在早衰现象。

克隆

    我们的身体排斥异体组织，所以接受器官移植的人必须使用药物以避免自己的身体排斥"新材料"。但是，通过克隆技术，我们也许能够避免这个问题。利用胚胎干细胞或是将分化的成熟体细胞中的某些基因"关闭或开启"创造出需要的细胞就可以完成克隆。克隆体与母体具有完全相同的基因结构，所以会被母体接受。

    克隆技术可用于改造人体细胞的基因工程。如果人体胚胎被克隆出来了，它是否会带来极其危险的后果？克隆人长大之后的外表和行为方式与母体完全相同吗？如果一名顶级士兵被克隆成一支能统治世界的军队又怎么办？当然，这些只是假设，因为克隆技术受到非常严格的法律限制，以及伦理道德的约束。

    目前，干细胞只能从体外受精遗留下来的胚胎中提取，有人认为受精卵就相当于人类婴儿。受精卵能否被看作是一条生命，取决于你对生命起源时间的看法。天主教认为生命始于卵子受精；而传统的犹太教却认为当婴儿的头钻出母亲身体时，生命才开始；还有人认为生命始于这两个阶段之间，大多是受精之后的90天左右。

移植的可能性

    2016年，美国共有12.1万人在等待器官移植以挽救性命。每10分钟，全国移植器官的等待名单上便会多一个名字；每10天，便有22个人在等待器官移植的过程中死去。因为没有足够的器官，科学家正想方设法寻找更多所需的器官，其中一个正在研究的方法就是使用动物器官。科学家已经发现猪的器官与人类的器官非常相似。

医学研究人员发现，与其他动物相比，从猪身上移植到人身上的器官更不容易受到排斥。经过特殊处理的猪皮是人体烧伤时极佳的临时"绷带"，因为猪皮既能预防感染，又不妨碍人体皮肤进行自我修复。科学家尚未找到合适的方法取出猪的心脏、肾或皮肤而又不对其造成负面影响，但是通过努力我们也许最终能将猪的器官移植到人身上。

基因工程的内容包括改变动植物的基因，使其部分特征发生转变。科学家希望培育出一种心脏不受人体排斥的转基因猪。也许往动物的肝脏或肾脏等器官中注入人类基因后，人体就能接受这些动物器官移植，而不产生排斥现象。有朝一日，异种器官移植或许能拯救那些依然在等待合适的人体器官的患者。

医学农场

移植器官并非只能在动物体内"培育"，我们已经可以利用其他物种来制造药物。基因工程在医学上的早期成功案例之一是胰岛素。胰岛素能控制人体对主要能量来源——糖的利用，而糖尿病患者体内缺乏胰岛素；所以，糖尿病患者的病情会日渐加重，甚至死于糖尿病。糖尿病患者要想保持健康，就必须频繁注射胰岛素以处理体内的糖。

糖尿病通常的治疗手段是定期注射胰岛素，弥补体内缺失的胰岛素。以前注射所用的胰岛素取自猪等动物。但是，这种胰岛素与人胰岛素略有不同。在20世纪80年代，人类提取出人胰岛素基因并将其注入大肠杆菌中。大肠杆菌便能以该基因为"指导"制造出适合注射到人体内的人胰岛素。

基因工程还可以用于制造凝血分子。凝血分子可用于治疗血友病，帮助患者的血液正常凝结——血友病使人的血液无法正常凝结，血友病患者可能因为失血过多而危及生命。有了凝血分子，血友病患者就不需要输血了，可以规避一些风险，比如由于输入被感染的血而患上艾滋病或肝炎等疾病。微生物经过基因工程改造可被用来制造抗生素药物，杀死细菌并预防疾病感染。基因工程同样可以用于制造干扰素，治疗某些由病毒造成的疾病或对抗某些特定的癌症。一些为婴儿和儿童提供终生保护的疫苗同样也是基因工程的产物。

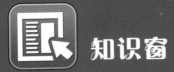

知识窗

医学农场的创新

基因工程师正在研究可以改善大众健康的新思路：

· 印度富含蛋白质的马铃薯，可以帮助日常饮食营养不良的儿童获得足够的营养。

· 可以分泌与母乳成分相似的牛奶的奶牛，为不能母乳喂养的母亲提供了新的选择。

· 对疟疾具有抵抗力的蚊子，感染疟疾后不能再繁殖，从而避免将疟疾传给人类。

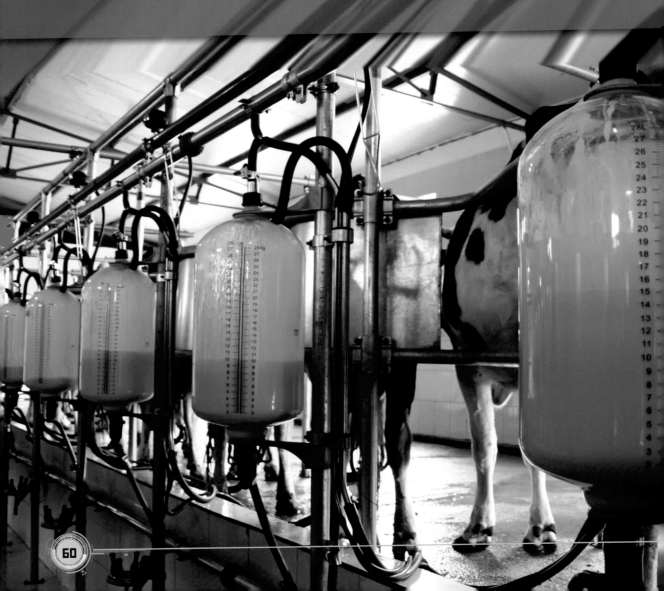

公共卫生与个人选择

　　每个人都不一样，做的事情也各不相同。但是政府和其他机构会一次性地为所有人做出许多医疗保健方面的选择。大多数国家都有公共卫生部门，这些政府部门有责任通过面向公众的政策来保证公众的健康。所以，应如何平衡个人选择和惠及全社会的公共健康政策呢？

　　大多数人都觉得健康是个人的事。作为个人，我们通常都希望自己身体状况的隐私得到保护，而且能够独立做出有关医疗保健的选择。但是，政府必须为公众未来的医疗保健做好安排，所以就需要得到我们的相关信息。同样，政府还想简化医疗过程，使医疗系统尽可能地高效、快捷、便宜。所以，有时候需要我们做出妥协，但我们并不乐于这么做。

　　如果你去找医生咨询常见的问题，医生可能会向你提供对大多数人都行之有效的治疗方法。除非你有专业的医学知识，否则你大概不会知道其他的治疗方法。有时会有一些替代疗法，但是由于价格昂贵，医生不会向患者推荐。也许你想尝试一下不同的治疗方法，比如针灸。但是，医生并不会告诉你这种方法，因为针灸并不像"标准"医学那样经过了测试，医生可能对这种技术有所怀疑，即使你得知了这种方法，或许也只能在私下采用。

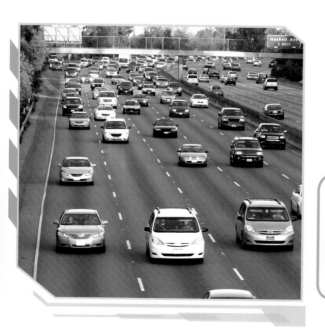

有些看起来与医学完全无关的问题却可能影响我们的健康，如造成环境污染的交通问题不仅是运输问题，同样也是健康问题。

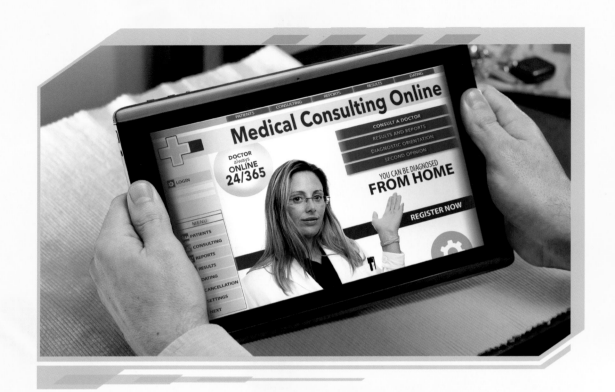

互联网上的医疗信息到底是帮助了患者，
还是给医生带来了困难？

网上医学

　　越来越多的人通过网络来获取医学方面的信息和治疗方法。有些人甚至在感觉不适时试图自己找到治疗方案。

　　互联网是一个宝贵的自助资源，也是一个与其他患者沟通的有效平台。患有罕见疾病的人可能无法在身边找到沟通的人，但却可以在网上找到患有同样疾病的人。

　　有些医生发现，与那些已经在网上查过自己病症的患者沟通起来十分危险或困难。或是医生不能向患者提供他们在网上看到的治疗方法，或是患者相信了来源不靠谱的信息，错误理解了所得信息，因而对自己的疾病得出错误的判断。患者也许会试图在没有专业医学人士的指导下治疗自己，而对并发症和副作用一无所知。随着我们逐步踏入数字社会，这些问题可能会越来越严重。

法律保护

关于谁可以行医的规定是为了保护我们免受那些不合格甚至有意伤害患者的服务。随着时间的推移和社会需求的变化，这些规则也在不断调整，比如美国对医院护理人员的要求在不断提高，以前只能由医生来进行的部分操作，现在可以由部分护理人员来执行，但法律要求护士在经过培训和达到测试标准之后才可以执行这些操作。

国家保护健康的法律不仅仅适用于医疗服务，同样也适用于其他方面，诸如员工工作多久可以休息或进餐，农民可以使用哪种杀虫剂，食物应该如何包装和如何储存在商店里等。

尽管大多数法律都只适用于个别国家，但是有些问题已达成全球共识。世界卫生组织（WHO）和世界医学协会（WMA）是两个致力于促进全世界人民健康的国际性组织。世界卫生组织的工作领域包括医药卫生及食品安全，致力于消除疾病，为全人类提供"身体、精神及社会活动的完美状态"。世界医学协会宣布所有医生必须秉承以下承诺："我将要凭我的良心和尊严从事医学；患者的健康应为我的首要顾念；我将要尊重寄托给我的秘密，即使在患者去世之后……我将不容许有任何宗教、国籍、种族、政见或社会地位的考虑介于我的职责和患者之间；即使在威胁之下，我将从人类生命的开始就对他尽最大的尊重；我将不运用我的医学知识去违反人道……"

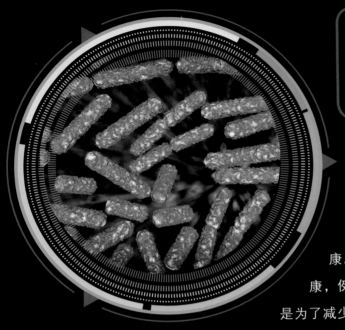

图为高倍放大的大肠杆菌。这种常见的细菌经过转基因处理可产生对人体有益的激素，如胰岛素。

法律和生活方式

生活方式从多方面影响着我们的健康。政府推出许多法律以维护人民的健康，例如，法律规定乘车必须系安全带，这是为了减少交通事故中的伤亡人数；法律禁止吸毒，这是因为毒品有害健康；法律规定饭店必须在干净卫生的环境中准备食物，这是为了确保我们的食物安全。

但政府并不能完全保障我们的健康。我们个人必须理智地选择，明智地行事。有人认为政府过多地干预了我们的生活，我们应该有更多的空间选择自己的生活方式；另外一些人则认为制定更多法律来保护我们和我们的健康是十分有必要的——尤其是在全民分担公共医疗费用的国家。

伦理委员会

通过本书我们了解到我们的健康受生活的诸多方面的影响，如食物、环境等。但是谁来监管我们的医疗服务？谁来检测各种工业排放物对我们身体健康造成的威胁？我们对世界上其他人的健康又担负着多少责任？

伦理委员会就是在研究所和医院工作并探讨这些问题的一群科学家。伦理委员会试图在何为对、何为错，或何种允许、何种不允许的这种众口难调的问题上总结出能代表大众的观点，他们将从个案探讨到更加抽象的问题。医院的伦理委员会也许会检查某个患者的案例，或是接受政府的任命，调查某一领域的研究是否可以进行。每个国家都制定了自己的法律，在一些研究领域，这些法律可能千差万别。到目前为止，在某些国家合法的医疗程序在其他国家也许并不合法。

如果在一些类似遗传学等有争议的领域工作的人为了某种既得利益，专注于赚钱或升职，那么在一些特定领域，最了解相关问题的人所发表的言论可能会有失偏颇。他们对该领域的解释对整个社会影响十分重大，因为我们的观点往往取决于他们所提供的信息。我们应确保自己的观点是基于事实，而非基于某种有偏颇的论点。我们对医疗保健了解越多，就越有能力为未来的医疗创建均衡的指导方针。

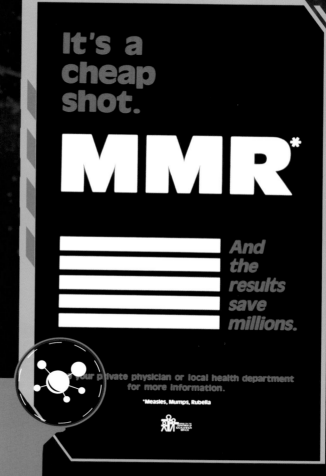

图为美国华盛顿州宣传疫苗所用的海报。美国联邦政府常常在宣传活动中使用类似广告，鼓励公民保持健康。

章末思考

1. 说出两个利用基因工程制造的重要医疗产品。
2. 人们利用网络来了解自己的病情会带来哪些问题？

 教育视频

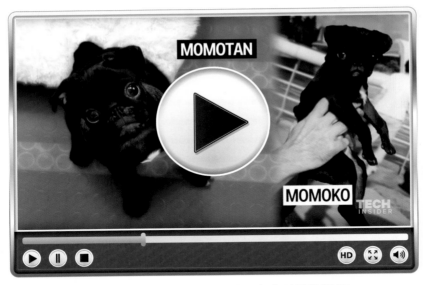

本二维码链接的内容与原版图书一致。为了保证内容符合中国法律的要求，我们已对原链接内容做了规范化处理，以便读者观看。二维码的使用可能会受到第三方网站使用条款的限制。

扫描此处二维码，观看一段关于克隆科学的视频。

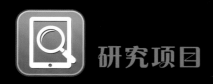

研究项目

通过互联网或学校图书馆来研究"人类生殖性克隆"的话题，并回答以下问题："应该使用克隆技术来创造出克隆人吗？"

有人认为如果我们掌握了克隆人的技术，就应该使用。如果一对夫妻不能生育，那么他们可以拥有一个与他们有生理关系的孩子。失去孩子的父母也可以通过克隆"找回"自己的孩子。虽然目前人工克隆并不安全，但是等这种技术成熟了，人类有权利用自己的方式来做自己想做的事。

另外一些人则坚称克隆人必须被禁止，因为这会消除对社会有益的人类生命多样性。克隆会让人变得像物体一样，可以被设计加工出来，而非被创造的生命。而且，克隆也不安全，许多克隆动物最后都会流产，变成死胎，而且母体也要承担极大的风险，人类不应该被置于这种危险之中。

写一篇两页的报告，使用研究得出的数据来支持你的结论，并向你的家人或朋友做一次展示。

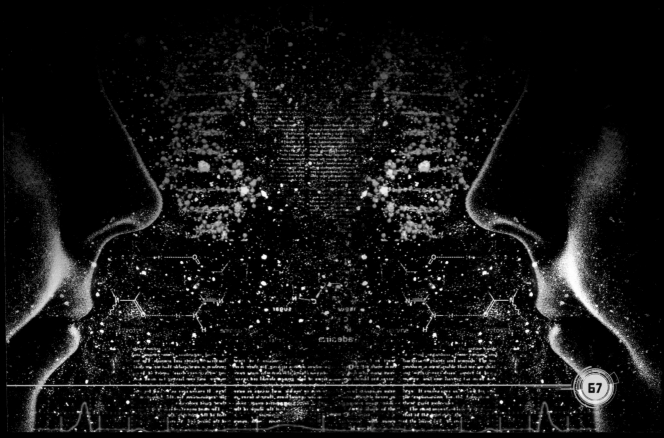

关于作者

比阿特丽斯·卡瓦诺（Beatrice Kavanaugh）毕业于布林莫尔学院，曾担任报社撰稿人及编辑，现为自由撰稿人。这是她的第一本书。

图片版权所有

页码：2, 11: Creations/Shutterstock.com; 3: Dragon Images/Shutterstock.com; 4: Ericsmandes/Shutterstock.com; 7: Sebastian Tomus/Shutterstock.com; 8: Valeriya Anufriyeva/Shutterstock.com; 9, 3, 5, 17: Monkey Business Images/Shutterstock.com; 10: CBS This Morning/youtube.com; 12: nobeastsofierce/Shutterstock.com; 14: Photographee.eu/Shutterstock.com; 18: Alila Medical Media/Shutterstock.com; 20: Joshua Rainey Photography/Shutterstock.com; 23: Karl J Blessing/Shutterstock.com; 24: JPC-PROD/Shutterstock.com; 26: TED-Ed/youtube.com; 27: hywards/Shutterstock.com; 28: Kevin McKeever/Shutterstock.com; 29: kalewa/Shutterstock.com; 30, 31: Shutterstock.com; 33: Robert Kneschke/Shutterstock.com; 35: zimmytws/Shutterstock.com; 39: Alexander Raths/Shutterstock.com; 41: Eugene Sergeev/Shutterstock.com; 42: Sergey Nivens/Shutterstock.com; 43: Ysbrand Cosijn/Shutterstock.com; 44: Ken Durden/ Shutterstock.com; 45: Marcos Mesa Sam Wordley/Shutterstock.com; 47: Dmitry Kalinovsky/Shutterstock.com; 49: Ngo Thye Aun/Shutterstock.com; 50: Vit Kovalcik/ Shutterstock.com; 52: Image Point Fr/Shutterstock.com; 54: bluebird bio/youtube.com; 55: Supphachai Salaeman/Shutterstock.com, Allies Interactive/Shutterstock.com; 56: kentoh/Shutterstock. com; 60: chinahbzyg/Shutterstock.com; 61: egd/Shutterstock.com; 62: angellodeco/Shutterstock.com; 63: BlueRingMedia/Shutterstock.com; 64: Ezume Images/Shutterstock.com; 65: US National Library of Medicine digital collections; 66: Consumer Reports/youtube.com; 67: Ase/Shutterstock.com

章节插图：Fresh Stock/Shutterstock.com; Saibarakova Ilona/Shutterstock.com

边框插图：macro-vectors/Shutterstock.com; CLUSTERX/Shutterstock.com; mikser45/Shutterstock.com; Supphachai Salaeman/Shutterstock.com; amgun/Shutterstock.com